なぜ生命倫理なのか

生と死をめぐる現代社会の見取図

朝倉 輝一 [編著]

小館 貴幸　近藤 弘美　米田 祐介 [著]

大学教育出版

はじめに

　ずいぶん前のことだが、ある大学で倫理学の授業のあと、出席していたある学生から、自分の勤めている病院で妊婦が何らかの原因によって遷延性意識障害（いわゆる植物状態。彼女は「ベジタブル」と言った）になってしまったのだが、これを倫理学ではどう判断するのでしょうか、と問われたことがある。私が「生命倫理」の領域に足を踏み入れるきっかけとなった問いである。その後、件の学生は授業に出てこなくなってしまったので、詳しく経緯を聞くこともできないまま現在に至っている。特に医療者でもない一般の人が生命倫理に関心を持つきっかけのひとつに、こういった身近で起こった、そして簡単には答えのみつからない（ように思える）問題に直面した体験があるのではないか。本書は、そんな体験あるいは様々な媒体で目にした生命倫理に関わる記事に接したことをきっかけにして、生命倫理について学ぼうとする人を念頭に置いて執筆されている。

　生命倫理を独立した学問としてみるならば、非常に新しい学問であるといえる。その成立の経緯については本書「第Ⅱ部：生命倫理の成立」の各章で扱う。また、生命倫理に関する本は、諸外国をはじめ、わが国でも多数出版されている。個別テーマを扱った専門書もあれば、包括的・体系的な概説書もある。これに対して、本書は生命倫理が扱う様々な問題をポイントを押さえて平易にかつ手短かに概説することを目指している。そのため、担当執筆者の立場を強く押し出すことは意図していないが、各担当者は大学の授業などで「生命倫理」に関連する授業、あるいは哲学・倫理等といった授業も担当していることが本書にある程度は反映している可能性はある。したがって、本書は、例えば、ビーチャム／チルドレス『生命医学倫理』やエンゲルハート『バイオエシックスの基礎づけ』のような原理的体系性を追求するような概説書ではなく、具体的な諸論点を扱うことを基本とし、必要に応じて原理的問題も扱うというスタイルをとることにする。

　本書が生命倫理に関心を抱いた人にとって、生命倫理に近づくための、あるいは医学・医療の諸問題を考えるために一助となることができれば幸いである。なお、生命倫理学と生命倫理はどう違うのか、あるいはバイオエシックスとどう違うのかと疑問をもたれる読者も想定されるが、本書では一貫して生命倫理という表記で統一することとする。

参考文献

ビーチャム／チルドレス『生命医学倫理』麗澤大学出版会、2009 年

エンゲルハート他『バイオエシックスの基礎づけ』朝日出版社、1989 年

なぜ生命倫理なのか
—— 生と死をめぐる現代社会の見取図 ——

目　次

第Ⅲ部　生命倫理と社会

序 章

なぜ生命倫理なのか

1.「生命倫理とは」

　「生命倫理」という言葉は、bioethics の訳語であり、ギリシア語の人間的な生・生活を意味する bios（本来は政治・社会的意味の生命を意味する。動物・生物的生命を意味する zoe とは異なる）と ethikos（英語 ethics）の組み合わせから成り立っている。初めてこの言葉が使われた、ポッター（Van Rensselaer Potter）の『バイオエシックス』（原著 1971 年）では、bioethics とは「受容可能な生存のために医学と環境に関する優先事項の体系を樹立する科学を創り出す、諸人文学的知識と結合した生物学」と定義され、テーマは「この有限な地球で人間がいかに生き延びてゆくか」に焦点が当てられている。その意味では、医療・生命科学の領域の問題を扱うと一般的に理解されている生命倫理の意味とはかなり違っていた。また、生命倫理は、従来の倫理学や医療における倫理として長い伝統をもつ医療倫理（臨床倫理・医の倫理）が扱う領域と重なる部分と異なる部分がある新しい学問領域でもある（第 7 章参照）。

　具体例をあげてみよう。インフォームド・コンセント（Informed Consent、IC と略）に関する訴訟は、少なくともアメリカでは 100 年以上前から起こされており、法的な裏づけが積み重ねられていたが、日本では 2000 年の「エホバの証人無断輸血」訴訟最高裁判決において、医療における自己決定は憲法に基づく権利であると明確に示されたため、にわかに注目された経緯がある（第 7 章・第 9 章参照）。

2. 生命倫理をどう定義するか

　bioethicsの成立からまだ数十年ほどしかたっていないため、その定義についても揺れ・幅がある。例えば、『生命倫理百科事典』（原著3版2004年の翻訳）では、生命倫理について、「学際的研究において、様々な倫理学的方法論を用いて行う、生命科学とヘルスケアの（道徳展望・意思決定・行為・政策を含む）道徳的諸次元に関する体系的研究」という同書第2版の定義を受け継ぎながら、さらに踏み込んで、次のように説明している。生命倫理が登場した1970年代の頃とは違って、今日では、事実と価値が明確に区別されず、また目的と手段が区別されないような生命科学の中心に倫理学が位置するようになったため、「依然としてより良き定義を求め、その方法を洗練しようとしている新しい分野」とまとめている。

　また、生命倫理の先鞭となったといわれるビーチャム／チルドレス『生命医学倫理』では「一般的な倫理学理論、原則、規則を医療実践、医療資源配分、医学的・生物学的研究の問題に応用する」「応用倫理」としている。やや古いが、日本の『文化現象としての医療』（1992年）では、「医学・医療における人の行為や生命科学を倫理的原則から検討するための、専門領域を超えた広範な学際的研究の領域であり、近代社会が科学や医学を通して人間に与えてきた価値基準を『生命』という言葉を鍵にして根本的に見直そうとする研究」と定義している。

　以上みてきたように、生命倫理が扱う問題は、患者・被験者と医療者との間に生じるコンフリクトなどの個人的なレベルの問題や医療資源の公正な配分に関するシステム構築のみなならず、社会と文化を巻き込んだ環境の問題も含む、公共的な問題に至るまでの広範な領域をカバーしていることがわかる。これらの問題を解決するためには、哲学・医学・医療倫理・宗教・法学・公衆衛生・生態学・公共政策などの諸分野にまたがり、我々の社会・文化をどのような方向に向けるのかということも含めた広範な学際的な研究が不可欠なのである。こうしたことを踏まえると、現代における生命倫理とは、「医療技術や生

命科学技術によって生じるだけでなく、環境問題も含む諸問題を研究・予見・解決するために倫理的な分析を行う広くかつ学際的な学問分野」とまとめられよう。

3. 医療の現代化：疾病構造の変化

　生命倫理が登場した社会的背景には、医療の現代化がある。一般に「疾病構造の転換（変化）」といわれ、医療の中心が感染症などの「急性疾患」から糖尿病や遺伝性疾患、がんなどの「慢性疾患」へ移動したことを指す（長寿高齢社会）。では、なぜ疾病構造が転換すると生命倫理という領域の学問が登場することになるのだろうか？　少なくともいわゆる先進諸国においては、下水道などの公衆衛生が格段に整備されたこともあって、医療においては、伝染病・感染症のリスクが大幅に減ったこと（新型コロナ感染症パンデミックにみられるように皆無になったわけではない）、また食糧生産の安定的な供給が実現したことによる栄養不良障害の占める割合が減少した。そのため、がん・糖尿病・遺伝病などの慢性疾患治療が医療における主流を占めるようになり、インフォームド・コンセント（以下、IC）に代表されるような患者の主体的な治療への取り組み・参加が不可欠になったからである。

　こうしたことを裏づけるのが、厚生労働省（以下、厚労省）が定期的に発表している死因別順位である。厚労省2022年人口動態統計によると、死亡総数は156万9,050人で前年の143万9,856人より12万9,194人増加し、調査開始以来死亡者は最多となっており、この傾向はしばらく続くとされている――多死化社会――（https://www.mhlw.go.jp/toukei/saikin/hw/jinkou/kakutei22/index.html――）

　実際の死因別死亡数は、

　1位：悪性新生物（腫瘍、がん）：38万5,797人（死亡総数に占める割合は
　　　24.6％）

　2位：心疾患23万2,964人（同14.8％）

　3位：老衰17万9,529人（同11.4％）

　4位：脳血管疾患 10 万 7,481 人（同 6.9%）

　5位：肺炎 7 万 4,013 人（同 4.7%）

　悪性新生物は長い間死因順位の第 1 位になっている。また、2018 年に初めて老衰が第 3 位に上がってきた。当初は老衰と脳血管疾患の差はわずかであったが、近年その差は開きつつある。

4. 社会構造の変化

　次に、疾病構造の転換は、1960 年代に始まる社会観・人権意識の浸透・変化と密接に関わってもいる。社会のありようも、福祉社会国家、（超）高齢社会、脱工業化社会、消費・情報社会へと変貌しており、これらも生命倫理に反映している。また、リスクに関して、原発事故に典型的にみられるように、従来なら、唯一真理を知り、唯一適切な対処法を知っているという意味での圧倒的に優越した立場に立っているはずであった専門家の地位が根本から揺らぎ、リスクマネジメントをどうするかという認識が広まったことも背景にある。

　さらに、アメリカの国家戦略も大きな影響を与えている。1971 年、ニクソン大統領が National Cancer Act（対がん政策）を発表し、国家予算の先端医療への重点的な資金投入が行われた。その際、先端医療・技術には新たな倫理的・宗教的問題が生じる可能性があるため、倫理的・宗教的・法的な問題にも研究資金が投じられることになった。こうして、医療の中心が、急性疾患の治療から慢性疾患の症状の管理や操作へとかわり、医療者と患者・被験者の関係も上下関係（非対称性）から対等性（対称性）へと変化したのである。

　疾病構造の変化は医療の意味の構造変化をもたらすことにもなった。医療者の行為の特権的地位が見直され、治療効果の見えにくい慢性疾患を患者の納得や協力を前提として、科学技術の力で抑えるという意味で、医療のチーム化や医療設備の大規模化が起こったのである。こうして、「患者の権利」が台頭してくるのである（「第Ⅱ部：第 7 章　「医の倫理」から「生命倫理」へ」参照）。

5.　新しい思考枠組みが必要

　生命倫理の登場は、我々に新しい思考枠組みの必要性を迫っている。

　前節まででみてきたように、医療をはじめとして専門家と非専門家の間の一方的な上下関係・専門家支配が見直されることになった。例えば、感染症・伝染病を別とすれば、医療者が専門知識を独占し患者のために施術を施すという考え方は反省され、専門家支配の解体と権限の平準化という考え方が登場してきた。背景には、60 年代末から 70 年代初めにかけての公民権運動の高まりや医療における社会的弱者をねらい撃ちするような人体実験への反省がある。アメリカ医療の変革は消費者運動に支えられていたことも事実である。

　また、患者は自らの生活信条や宗教教理に従って治療法を選択・設計する「医療の発注者」という考え方が一般的に受け入れられるようになったことも大きい。医療者が独占していた医療行為に対して、患者・被験者がもつさまざまな価値観が介入するようになってきたのである。例えば、「エホバの証人無断輸血」訴訟最高裁判決（2000 年、日本）では、患者が自分の病気等に明確な理解と認識があれば、専門家からすれば受け入れがたいと思える判断でも患者の決定が優先する、という自己決定権が憲法上の人格権のひとつとして認められた。こうして患者の自己決定権は、今日ではインフォームド・コンセント（IC）として、広く知られることになった（「第Ⅱ部：第 7 章、第 10 章」参照）。

　次に、医学の主要な関心が、人間の生殖・誕生、成人病・先天異常・難病、死の三局面に限定されるようになった。例えば、遺伝子組み替え技術（確立は 1973 年）は、サルから分離されたがん・ウイルスの遺伝子組み換えであったが、アメリカでは、遺伝子組み替えの安全性を純粋に学術的議論だけで行なえ、高価な隔離設備の資金を調達できたのは、1971 年の National Cancer Act 以来、がん研究の名目で潤沢な資金が確保できたからである。こうして、先端医療技術と呼ばれる一群の新しい医療技術が登場した。具体例として、70 年代後半から 80 年代初め頃のアメリカを例にとると、脳死・臓器移植、人工臓器開発、体外受精、遺伝病スクリーニング（集団検査）、胎児診断、胎児治療、

遺伝子治療などが、実験段階から実用段階に入ったことがあげられる。つまり、出生と死に関する知識の増大と人為的操作の可能性が拡大したのである。同時に、予期せぬ問題や人権侵害の恐れがあることがわかってきたことも、生命倫理が医療・生命技術の中心に位置するようになった背景である。

　ただし、アメリカの特殊事情も踏まえておく必要がある。まず、日本と違って、医療保険が自由市場（日本は国民皆保険）なので、各人の加入保険の種類によって医療保険で賄える医療が決定される。アメリカの主な公的医療保険制度は、特定の子どもが加入できる児童医療保険プログラム（CHIP：Children's Health Insurance Program）、退役軍人が加入できる保険制度（VHA：Veterans Health Administration）などを別とすれば、65歳以上の高齢者・障がい者を対象とするメディケア（Medicare）と、低所得者を対象とするメディケイド（Medicaid）の2種類のみである。これらの制度の対象外となる者は、民間医療保険への加入を検討しなければならないという事情も踏まえておく必要がある。

　従来、アメリカでは人口に占める無保険者の割合が問題にされてきた。ただし、2014年の医療制度改革法では、個人に対し医療保険加入が原則義務化され、民間の医療保険を含め、いずれかの医療保険に加入していない場合には罰金が科されることとなった。また、2015年から事業主に対し医療保険の提供をすることが原則義務化され、違反した場合には罰金が科されることとなった。このような事情から、アメリカ国勢調査局の調査によると、2019年の健康保険未加入者は約2,750万人、人口に対する比率では8.5％だが、上昇傾向にあるという（ロイター「米国で健康保険未加入者の比率が10年ぶりに上昇＝国勢調査局」「https://jp.reuters.com/article/us-insurance-idJPKCN1VW0B1」）。

　もう一つは、頻繁に起こされる医療訴訟の問題がある。医療者の側も防衛的医療、つまり医療過誤訴訟に備え、そのための保険に年間数万＄以上も払っていることも反映している。

6. 新しい生命観の登場

21世紀が前世紀と異なるのは、生命が操作され、身体の部分が技術的に再生される、という点にある。加藤尚武『現代倫理学入門』などを参考に20世紀までの生命観との比較をまとめてみよう。

20世紀までの生命観は、ひとことでいえば「操作不可能性」である。

①不可分：部分化できない全体的なもの、生命は他の物質とは根本的に異なる。
②非人為的：自然的なもの、つまり、人為的に操作不可能なものである。
③一回的：再生再現できない反復不可能なものであり、かけがえがない。

これに対して、21世紀の生命観は、ひとことでいえば「操作・反復可能性」である。

①可分（部分化可能）：DNAの化学的構造の解明以来、生命の構造は記号や情報と同じ位置づけとなった。
②人工性：人為的に操作可能であり、科学技術によって生命プロセスに介入可能となった。
③反復可能：再生・再現可能。生命体を部分化して扱えるようになった。

21世紀は、古典に倣う前例主義は通用しない時代に突入したのである。その意味では、原則として、従来から存続している共通の価値観を基礎に効率を追求しても、価値を享受する主体は変わらないという前提は崩れ去り、科学技術の発展に任せておけば人類の幸福が増していくという単純な進歩主義も成り立たなってしまった。今や、我々は「人間そのものを人工的な生殖や発達の操作で変更して、人間の同一性が保たれるか」という問いに直面している。確かに、我々は新たな基本的視点の体系的再構築の必要に迫られているが、今のと

ころ、かつてのホッブズやロック、あるいはデカルトやカント、さらにさかのぼってプラトンやアリストテレスらに匹敵する体系的な理論を手に入れていないというのが実情である。そこで、現状では、これまでの歴史の中で古典とされ、長く有用性が検証・精緻化され、我々になじみのある倫理・道徳・社会諸理論を生命科学技術が引き起こす（と予測される）新たな事態に学際的に当てはめて対応するという方法がとられている。それが冒頭で紹介した『生命倫理百科事典』第3版での生命倫理の定義についての説明、すなわち事実と価値が明確に区別されず、また目的と手段が区別されないような生命科学の中心に倫理学が位置するようになったとはいえ、「依然としてより良き定義を求め、その方法を洗練しようとしている新しい分野である」とまとめざるをえない理由なのである。

7. MINAMATA と PFAS 汚染問題

　日本では公害の原点といわれる水俣病がまさにこの問題の嚆矢_{こうし}をなす。水俣病は、MINAMATA DISEASE として海外でもよく知られているメチル水銀中毒症であると同時に大規模かつ深刻な環境破壊でもある。当初、奇病・新たな伝染病とも疑われたが、メチル水銀中毒症であることがわかったのが 1956（昭和 31）年。しかも、チッソという企業が長年にわたって水俣湾を含む不知火海に猛毒のメチル水銀を数百 t も放出し続け、環境中に蓄積させたことが直接の原因であることが裁判を通じて明らかになった。この問題をさらに深刻にしたのは、加害企業チッソや政府・地方自治体が医学界・科学界の権威を総動員して病像を否定もしくは狭く限定したことに加え（同様のことはレイチェル・カーソン『沈黙の春』の際にも起こった）、一般市民も被害患者たちを白眼視し、いわゆる革新勢力や宗教家さえも当初は被害患者たちに救済の手を差し伸べることがなかった点にある。このことが水俣病問題を環境問題としても健康被害の問題としても長年にわたってゆがめ、現在に至るまで十全な解決をいまだにみていない理由なのである。まさに、事実と価値の境界も目的と手段の境界も消え去り、生命科学のみならず健康政策にも倫理が問題の中心に置か

れることになった典型例である。

　類似の問題は現在でも起きている。特に3・11以後の放射線汚染問題が記憶に新しいが、ここでは、泡消火剤やフライパンの表面加工に長い間使用されてきたPFAS（ペルフルオロオクタンスルホン酸：Per Fluoro Octane Sulfonicacid）汚染問題を取り上げる。PFOA（ペルフルオロオクタン酸）を含むPFASは、すぐれた耐熱性・耐薬品を示す有機フッ素化合物の総称だが、廃棄された場合、その卓越した耐久性から残留性が指摘され、また、一部の化合物は生物蓄積性や毒性が指摘されてきた。2023年末の現在、日本各地での汚染が報告されており（環境省HP　https://www.env.go.jp/content/900517679.pdf）、代表的なものとしては、大阪・摂津市のダイキン工業淀川製作所によるPFOA汚染や、アメリカ軍横田基地から周辺地域への漏出による高濃度の汚染水が井戸から検出されたPFAS汚染などがあげられる。いずれも周辺の河川・地下水・井戸水・農作物からは摂取すれば健康に害を及ぼすレベルで検出されているだけではなく、周辺住民からも高濃度の血中PFASが検出されている。東京都水道局は2019年以降、国分寺など7市の浄水施設で、PFASによる汚染が確認された井戸34カ所の取水を停止している。また、PFASを扱うデュポン社の主要工場のひとつが日本にもあり、同様な汚染があることが知られている。

　規制に関しては、2023年12月WHOはPFASのうちPFOS（ペルフルオロオクタンスルホン酸）をはっきり発がん物質として指定している。また、すでにPOPs条約（残留性有機汚染物質に関するストックホルム条約）において、2023年6月時点で、PFASとしてPFOS、PFOA及びPFHxS（ペルフルオロヘキサンスルホン酸：6F13SO3H）の製造及び使用の廃絶もしくは制限が決定されており、ヨーロッパでは2024年頃をめどにEU議会によって新たな規制法律が制定される見込みである。日本でも、PFOS及びPFOAについて、国内担保法である化審法（化学物質の審査及び製造等の規制に関する法律）において、第一種特定化学物質として規制されている。大阪では、疫学調査が医師・科学者を含む市民レベルで始まっている。アメリカに目を向けると、すでに2001年、ウェストバージニア州とオハイオ州の住民によって、がんなどの健康被

害を受けたとしてPFOA製造企業デュポン社等に対して訴訟が起こされ、血液検査による疫学調査の結果、デュポン社側が責任を認め、住民側に約7億＄を支払うことで2017年に和解した。2005年にはアメリカ環境保護庁（EPA）からPFOAの健康リスクの報告義務違反で1,650万＄の罰金が科されている。そのうち、疫学調査等の費用として625万＄が含まれている。また、2023年、PFASの除去費用として約12億＄を拠出することで水道事業者側と和解した。米化学大手3Mも2023年、汚染水の検査や処理などにかかる費用として総額103億＄を向こう13年間にわたり支払うことで、同社を訴えていた米国内の関係自治体などと和解した。このように、生命・健康（ウェルビーイング）と環境保護・保全は切り離せないほど密接に関わっているのである（第Ⅲ部：第12章、第13章参照）。

8. 原則と規則の違いについて

生命倫理は従来の倫理理論の組み合わせ・応用という面がある。そこで原則と規則の違いについてまとめておく。

原則（principle）とは、具体的な内容を含まない、抽象的で、規範的な文である（何らかの行為を命じる、もしくは不作為を命じる主張をしている文）。

例えば、「危害を与えてはならない」という規範的な文について、「危害」が具体的に何を指すかは示されていないが、「〜してはならない」という規範的な文が代表である。原則は抽象的で数は少ないが、そのためにかえって様々な倫理理論に共有されやすい。

これに対して、規則（rule）は、具体的な内容を含んだ規範的な文である。

例えば「暗い部屋で本を読んではならない」という具体的な内容を含む文である。規則は、専門領域や対象となる疾患（小児看護領域における規則、呼吸器疾患の外科手術における規則等）、具体的な状況に応じて無数に成り立ちうる。そのため、原則と異なり、多岐にわたり、細分化されるし、分野が違うと共有されにくい。

参考文献

G.アガンベン、高桑和巳訳『ホモ・サケル―主権権力と剝き出しの生』以文社、2003 年

V.R.ポッター、今堀和友他訳『バイオエシックス―生命の科学』ダイヤモンド社、原著 1971 年、訳 1974 年

S.ポスト、生命倫理百科事典 翻訳刊行委員会訳『生命倫理学百科事典』第 3 版、丸善出版、2007 年

ビーチャム／チルドレス『生命医学倫理』前掲

国際連合教育科学文化機関（ユネスコ）人文社会科学局『ユネスコ生命倫理学必修　第 1 部 授業の要目　倫理教育履修課程』医薬ビジランスセンター、2010 年

加藤尚武『現代倫理学入門』講談社、1997 年

加藤尚武『哲学原理の転換　白紙論から自然的アプリオリ論へ』未来社、2012 年

医療人類学研究会『文化現象としての医療　「医と時代」を読み解くキーワード集』メディカ出版、1992 年

原田正純『水俣病』岩波書店、1972 年

水俣学ブックレットシリーズ 16「ガイドブック　水俣病を学ぶ、水俣の歩き方」（熊本学園大学・水俣学ブックレット、2019 年

第Ⅰ部　生命倫理の現実的問題 ― いのちをめぐって ―

第1章

生殖補助医療技術

1. 不妊治療と生殖補助医療技術

　近年、日本社会では結婚年齢の上昇により晩婚化社会と呼ばれ、それに伴い妊娠・出産も高年齢層化している。妊娠・出産の高年齢化は、不妊治療数の増加を意味する。不妊治療数の実績として、体外受精（IVF）、顕微授精（ICSI）、凍結胚移植（FET）の総計は、2021年では49万8,140件に達している（図1-1）。体外受精（IVF）、顕微授精（ICSI）、凍結胚移植（FET）を用いた出生児数は、2021年には6万9,797人に上る。2021年の出生数は、81万1,604人であり（図1-2）、約11〜12%が不妊治療による出生といえる。

　生殖補助医療技術（Assisted Reproductive Technology：ART）とは、自然妊娠・出産が困難である人々に対して「妊娠を成立させるためにヒト卵子と精

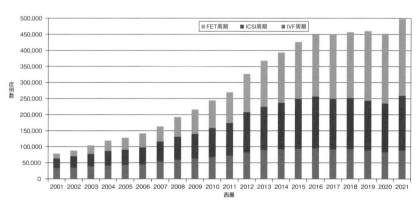

図 1-1 「年別　治療周期数」（2021ART データブック）
出典：公益社団法人 日本産科婦人科学会　2021 年体外受精・胚移植等の臨床実施成績
https://www.jsog.or.jp/activity/art/2021_JSOG-ART.pdf

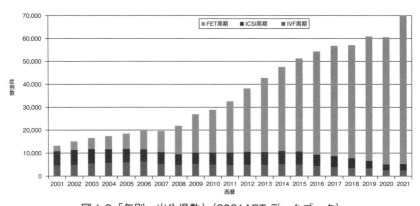

図 1-2「年別 出生児数」(2021ART データブック)
出典：公益社団法人 日本産科婦人科学会 2021 年体外受精・胚移植等の臨床実施成績
https://www.jsog.or.jp/activity/art/2021_JSOG-ART.pdf

子、あるいは胚を取り扱うことを含む全ての治療あるいは方法」[1]、「体内での受精が困難になった患者さんに対して、配偶子である卵子や精子を体外に取り出し、体外で受精させる技術」[2]、「精子・卵子を身体から取り出し人為的な操作を加える」[3] といわれている。ここでは妊娠・出産に関わる高度な医療技術とする。

　人工授精は通常の不妊治療の一環として行われるため、厳密に言えば生殖補助医療技術に含まれない。しかし、人工授精において生じる倫理的問題は生殖補助医療技術全般を通して生じる問題と共通するため、ここでは取り扱う。妊娠・出産に関する医療技術の向上は、私たちにどのような問題をもたらしているのだろうか。

2. 人工授精、体外受精、胚移植、精子・卵子・受精卵の凍結保存技術

(1) 人工授精

　人工授精とは、医師が採取した精液を女性の子宮に直接注入し、妊娠しやすくする方法である。夫の精子を用いる配偶者間人工授精（AIH：Artificial Insemination with Husband's Semen）、第三者の精子を用いる非配偶者間人工

授精（AID：Artificial Insemination with Donor's Semen）がある。AIHは、夫の精子を用いるため、遺伝上の父親は同一であり問題は生じない。しかし、無精子症、遺伝病、何らかの理由により夫の精子を用いることができない場合、第三者の精子を用いる必要がある。日本では、1948 年慶應義塾大学医学部附属病院にて初めてAIDが実施された。AIDによる妊娠・出産は第三者の精子を用いるため、養育の父親と遺伝上の父親が異なる。

　第三者精子提供者の個人情報は日本では「匿名性」のもとに半世紀近く守られてきた。これには、精子提供者に養育の義務を発生させないため、または精子提供者が家族関係に介入しない配慮、精子提供者の確保という理由がある。だが、この二人の父親の可能性が問題を複雑にする。AIDで生まれた子にとって「父親」はどちらなのだろうか。生まれた子どもは、遺伝上の父親がどのような人なのかを知ることはできないのだろうか。これは、「匿名性」と「子どもの出自を知る権利」の対立として知られているが、現在においては、「子どもの出自を知る権利」に重きを置き、「匿名性」を否認する傾向にある。

　その背景として、1989 年に採択された「子どもの権利条約」やAIDにより生まれた当事者である子どもたちの切実な訴え、さらに諸外国の「子どもの出自を知る権利」の法整備化等により、AID実施施設においては精子提供者の個人情報を保管する必要性が生じていることがあげられる。

　精子提供者の側は、提供精子によって生まれた子どもからの請求により、個人情報を開示しなければならないリスクがあると考えると、精子提供に対して躊躇せざるをえない。実際、精子提供者は減少している。医療施設における精子提供者が減る一方で、SNS等を使った個人間の精子提供が増加している[4]。

　個人間の精子提供については、医学的リスク、法的・倫理的リスクを含み、トラブルになりやすい。安全な精子提供のために民間の精子バンクが国内で2020 年よりスタートしたが、子どもの出自を知る権利、精子バンクの法的位置づけが不明確なため 2023 年に活動を中止している。

(2) 体外受精、顕微授精

　体外受精（IVF：in vitro fertilization）とは、精子・卵子を体外に取り出し、培養器の中で精子と卵子を受精させた後、培養した受精卵（胚）を子宮に着床させる方法である。世界初の体外受精は、1978 年イギリスでロバート・エドワーズ（Robert. G. Edwards）博士と外科医パトリック・ステプトー（Patrick Steptoe）によって行われた。エドワーズ博士は体外受精技術、初期胚培養の分野において、ステプトー医師は卵巣より卵子を取り出す技術において力を発揮した。この体外受精において誕生した女児は、当時のマスコミにより「試験管ベビー」と呼ばれ、体外受精技術に関して賛否両論を巻き起こした。日本では、1983 年に東北大学医学部附属病院にて体外受精児が誕生した。体外受精技術は、女性の排卵・卵管に障害がある場合に用いられる女性不妊症を対象とした技術であった。男性不妊症、例えば精子の数が少ない場合あるいは精子の運動が活発でない場合でも子を持てる可能性を実現したのが、1992 年にベルギーと日本で初めて成功した顕微授精法である。

　顕微授精法（ICSI：intracytoplasmic sperm injection）は、電子顕微鏡を使い、卵子の細胞質内に直接精子を注入し、培養した受精卵（胚）を子宮に着床させる方法である。

　体外受精と顕微授精法の根本的な違いは、顕微授精法では人間（胚培養士・臨床エンブリオロジスト）が授精させる精子を選ぶことである。これに対して、体外受精では、この精子を選ぶという行為はなく、シャーレの中でどの精子が卵子と受精するかは自然の成り行き任せである。顕微授精法は体外受精に比べて偶然性の余地がないといえるだろう。

(3) 胚移植、精子・卵子・受精卵の凍結保存技術

　胚移植（ET：embryo transfer）は、体外にて培養した胚を子宮に戻し、着床させる方法である。胚移植は、体外受精とセットで行われるが、子宮の状態によっては体外受精した受精卵を戻さずに凍結保存することもある。また、胚、精子、卵子の凍結保存技術は悪性腫瘍治療の一部として行われることもある。この凍結保存技術により、半永久的に受精卵、精子、卵子を保存すること

が可能となった。現在、日本では凍結精子の保存は、あくまでも学会レベルのガイドラインとして、男性の生存期間のみ認められている[5]。他方で、卵子・胚の凍結保存は、同じく学会レベルのガイドラインとして、女性の生殖期間のみ認められている[6]。受精卵、精子、卵子の凍結保存にはどのような倫理的問題が生じる余地があるのだろうか。

(4) 代理出産 （代理懐胎）

　代理出産（代理懐胎）とは、依頼者が他の女性に子どもを懐胎・出産してもらい、生まれた子どもを依頼者が引き取ることである。カップルの受精卵、第三者の精子・卵子、第三者の受精卵のどれを使うのかによって遺伝的つながりのある親が決まる。代理出産には、人工授精型代理出産と体外受精型代理出産がある。

　人工授精型代理出産とは、依頼者女性の卵巣や子宮に何らかの問題があり、妊娠が不可能なとき、依頼者男性の精子を人工授精により代理母の子宮に注入し、妊娠・出産を行う方法である。この場合、代理出産を依頼された女性の卵子を使用する人工授精による妊娠・出産を行っており、代理母（surrogate mother：サロゲート・マザー）と呼ばれる。

　体外受精型代理出産とは、依頼者男性の精子と依頼者女性の卵子を体外受精させ、その受精卵を契約女性の子宮に戻す方法である。この場合、依頼者カップルの受精卵を使用しているため、子どもとの遺伝的つながりは依頼者男女にある。受精卵を出産まで体内で育てるため、借り腹（host mother：ホスト・マザー）と呼ばれる。

　代理出産は生まれながらに子を産めない女性、病気のため子宮摘出を行なった女性にとっては子を得るための喜ばしい手段である。しかしながら、代理出産におけるこれまでの事件には様々な問題が見いだされる。人工授精型代理出産と体外受精型代理出産における事件を二つ紹介する。まず初めに代理出産問題を世間に知らしめたベビーM事件である。

　ベビーM事件とは、1985年、裕福なエリートであるスターン夫妻（William and Elizabeth Stern）が妻の病気で子どもがもてないため、既婚のメアリー・

ベス・ホワイトヘッド夫人（Mary Beth Whitehead）と人工授精（精子：スターン氏、卵子：ホワイトヘッド夫人）による代理出産契約を結んだことから始まる。代理母になるホワイトヘッド夫人にはすでに二人の子どもがおり、夫は清掃掃作業員で、家計も安定していなかった。ホワイトヘッド夫人の報酬は約 1 万 $ で、出産後、子ども（ベビー M）はスターン夫妻に引き渡す予定になっていた。しかし、ホワイトヘッド夫人は出産直前から、子どもは自分で育てたいと考えるようになり、スターン夫妻との間でベビー M の保護養育権をめぐって裁判となった。

　1987 年、ニュージャージー州第一審裁判所判決では、代理母契約は適法であるとし、契約主義の立場から、スターン夫妻に保護養育権を認める判決を言い渡した。しかし、翌年ニュージャージー州最高裁判所判決においては、代理出産契約は無効とし、ベビー M の父はスターン氏、母はホワイトヘッド夫人と認めた。母親の決定は、分娩した女性を母とするという自然主義の立場を採用している。ベビー M の保護養育権については、「子どもの最善の利益」という観点から、安定した教育環境を与えられるスターン夫妻に認められた。なお、ホワイトヘッド夫人には、自然的母（遺伝的つながりをもち、生みの親）という点より訪問権が認められた。この裁判を通して、「子どもの最善の利益」が優先されること、有償な代理出産契約は無効であることが一般的となった。

　ベビー M 事件のメアリー・ベス・ホワイトヘッド夫人が、人工授精型代理出産であり、ベビー M と遺伝的つながりを持つ場合であるのに対して、借り腹つまり、子どもとの遺伝的つながりがない場合、子どもの保護養育権は認められるのだろうか。その代表例として、ホストマザーの養育権を争ったジョンソン対カルバート事件（1990 年）がある。

　裕福なカルバート夫妻（Mark and Crispina Calvert）が、妻の同僚アナ・ジョンソン（Anna Johnson）と代理母契約を結んだ。契約金は 1 万 $ で、カルバート夫妻が医療費を負担するという内容であった。受精卵はカルバート夫妻のものであり、アナは借り腹（ホスト・マザー）である。ところが、アナが妊娠中からお腹の中の子どもに対する保護養育権を主張し、裁判となった。この裁判では、カルバート夫人を母と認め、アナの保護養育権を認めなかった。理由

は、受精卵はカルバート夫妻のものであるので、遺伝的つながりがあるのはカルバート夫妻であるからである。さらに、カルバート夫人には「子どもを育てる意志」があり、出産の企画者であるという点も指摘された。この裁判では、借り腹（ホスト・マザー）では分娩の事実があるとしても、保護養育権はないということが示された。子どもの母と認められるのは、遺伝上のつながりがあり、子どもを育てる意志によって出産を企画した女性であり、妊娠・出産を経験した女性ではないということである。

3. 倫理的問題と法規制の動向

(1) 出自を知る権利とドナーの「匿名性」

　非配偶者間人工授精（AID）については、日本ではAIDはこれまで精子提供者（ドナー）の匿名性保持を前提に行われてきた。長年匿名性が保持された背景には、日本の家制度に基づく社会の価値観がある。しかし、このことは同時にAIDで生まれた子どもの「出自を知る権利」を侵害することになる。他方で、他の国々に先駆けて「子どもの出自を知る権利」を法制化したのはオーストラリア・ヴィクトリア州である。1984年にAIDによって生まれた子どもがドナー情報を知る権利が世界で初めて認められた。この法律では、ドナー側、精子提供を受けた側双方の情報を州政府が一括管理し、AIDで生まれた子どもが18歳になったとき、ドナーの同意の下に、情報開示できるとした。さらに、法改正を繰り返しながら、2015年には「ドナーの同意条件」を必要とせずに、AIDで生まれた子どもはドナー情報を入手できるとした[7]。

　諸外国においては、AIDで生まれた子どもに対して自分が誰と遺伝的つながりがあるのか、ドナー情報についてある一定の年齢に到達したら、知る権利を守るという方向にある。各国における「子どもの知る権利」の法規制状況は、日本、フランスは匿名を維持、アイスランド、オランダは条件付開示、オーストラリア・ヴィクトリア州、スウェーデン、オーストリア、スイス、ノルウェー、ドイツ、イギリス、台湾は開示、アメリカ、韓国は規定なしである[8]。

(2) 日本における「出自を知る権利」

　1989年、国連総会で「子どもの権利条約」が採択され、日本は1994年に批准した。さらに、AIDによって生まれた子どもたちが大人となり、自らの遺伝上のつながりをもつ父を知りたいと公の場にて主張することで、「出自を知る権利」が広く世間に知られるようになった。日本においても、今後子どもの「出自を知る権利」を認めるために、第三者精子提供については、個人情報を保管することが求められる流れが強まっている。現状では、医療機関が個別に個人情報を保管するのか、公的機関による一括管理が適切であるのかという問題が議論されている。

　AIDの歴史は半世紀以上あり、AIDで生まれた子どもたちの苦悩が表立って語られるようになった。当事者たちにとって深刻な悩みは一人称で語られるため、個人的経験としてのみ扱われ、共通する問題があることに気づかれにくかった。そのような中で、AIDで生まれた子どもたちとって、遺伝的つながりがある親についての告知の有無は、アイデンティティ形成に重大な影響を与えることも徐々に知られるようになっている。

　日本では現在のところ、「子どもの出自を知る権利」を明記している法律はない。そのため、日本生殖補助医療標準化機関（JISART）が、2008年に提示した「精子・卵子の提供による非配偶者体外受精に関するJISARTガイドライン（精子又は卵子の提供による体外受精に関するJISARTガイドライン（2008）」に従っているのが現状である。

　「精子又は卵子の提供による体外受精に関するJISARTガイドライン」
　出自を知る権利等の承認
　1　精子又は卵子の提供による体外受精により生まれた子であって15歳以上の者
　　は，精子又は卵子の提供者に関する情報のうち，開示を受けたい情報について
　　氏名，住所等提供者を特定できる内容を含めて，その開示を実施医療施設に対
　　して請求することができるものであり，子からかかる請求があった場合には，
　　実施医療施設は子に対してこれを開示する旨が，被提供者，提供者及びその配
　　偶者に対して，その同意に先立って告知されており，かつ，被提供者，提供者
　　及びその配偶者が上記開示に伴う影響等を了解していると認められなくてはな

らない。

2　被提供者の夫婦が，生まれた子への開示による影響等も考慮し，実施医療施設のカウンセリングも受けつつ，幼少時（2~4歳頃）より，精子又は卵子の提供による体外受精により生まれた子である旨を子に告知しなければならない。また，提供者の子に対しても，幼少期かつ早期に，告知することが推奨される。

3　提供者が独身である場合，将来の結婚または再婚に際しては，配偶者に対して，提供の事実を告知することが望ましい。

4　提供者を特定し得る情報は，提供医療施設及び実施医療施設の双方が厳格に管理し，保存することとされており，仮に，実施医療施設が廃業等により存在しなくなる場合には，当該提供者を特定し得る情報については，実施医療施設よりJISARTに対して保管者の地位が承継されるものとされ，その時点で被提供者に対してその旨が通知されるものとされていなくてはならない。[9]

　2020年12月4日に「生殖補助医療の提供およびこれにより出生した子の親子関係に関する民法の特例に関する法律」が成立したが、「子どもの出自を知る権利」については、条文に明記されていない。この法律で第三者の精子または卵子を用いた生殖補助医療によって生まれた子の親子関係が定められた。具体的には、出産した女性が母親であること、生殖補助医療を受け、懐胎することに同意した夫は嫡出を否認できない（父親）とした。また、生殖補助医療技術全般で問題となる「子の出自を知る権利」「代理懐胎」については、法制定時（2020年度）から2年をめどに検討するとのことであった。学会のガイドラインを遵守する自主規制では対応できない事例も散見され、今後、より包括的な生命倫理法が制定されることが強く望まれる。

（3）家族関係の複雑化

　第三者が関与する人工授精であれ、体外受精における依頼者カップル、遺伝上のつながりをもつ男性と女性、分娩をする女性、生まれてくる子どもに関わる家族関係が複雑化する傾向にある（表1-1）。例えば、代理出産の場合、①遺伝上の父は精子提供者、遺伝上の母は卵子提供者である。②子どもを実際に産むのは、代理出産を依頼された女性である。③依頼された女性と代理出産

表 1-1　複雑化する出生（著者作成）

	人工授精	精子	夫	卵子	子宮	妻
A	AIH	夫		妻		
B	AID	第三者	養育父	妻		
	代理出産					
C	夫の精子、妻の卵子	夫		妻	代理母	
D	第三者精子、妻の卵子、代理母	第三者	養育父	妻	代理母	
E	夫の精子、第三者卵子	夫		第三者	妻	
F	夫の精子、第三者卵子、代理母、企画母	夫		第三者	代理母	企画母
G	第三者精子、第三者卵子	第三者	養育父	第三者	妻	
H	第三者精子、第三者卵子、代理母、養育父、企画母	第三者	養育父	第三者	代理母	企画母

契約を結んだのは、依頼者たちである。

　表 1-1 のBの場合（AID）は、依頼者夫婦の男性と第三者の精子提供者の二人の父親候補が生じる。依頼者夫婦の男性が、子の妊娠・出産に同意し、子を持つことを意図したのに対して、精子提供者は、生まれた子の遺伝上の父親となるからである。そのため、表 1-1 の中でE、Gのケースではともに第三者卵子提供を受けながら、妊娠・出産をするのは妻である。これらの場合、遺伝上の母親は卵子の持ち主である第三者であるが、「分娩の事実」に基づいて母親を確定するならば妻となる。

　第三者卵子提供においては、卵子の提供者が遺伝上のつながりをもち、分娩する女性が（卵子提供者と別の場合）生物学上のつながりをもつ。さらに、提供卵子を使い、受精卵を作成し、分娩予定の女性の子宮に着床させ、妊娠・出産に至る道筋を意図した依頼者女性が想定される。この場合、母親の候補として 3 人の女性が挙げられるため、子どもの保護養育権をめぐる争い、子どもの障がいを理由とした引き取り拒否の問題が生じる可能性があり、生まれる子どもにとって安定した生育環境を提供することを困難にしてしまう。日本では、法務省は「産んだ女性が母親である」という立場をとり、親子関係は分娩の事実により発生するという考えである。

（4）身体的・精神的リスクを負うのは誰であるのか

　第一に、第三者卵子提供では、提供者の身体的リスクが問題となる。精子提供においては、ほぼ身体的リスクを考慮する必要はないが、卵子提供においては、その身体的リスクは大きい。卵子提供は、ホルモン剤投与の副作用、卵子採取のリスクを提供者自身が負う。多数の卵子を採取するため、排卵誘発剤を使用し、卵巣を刺激し、卵胞の中の卵子を採取する。麻酔の使用により痛みを感じることなく済ませることはできるが、卵巣過激刺激症候群になる場合もある。卵子提供者に対して身体的リスクを負わせることは、提供卵子の無償・有償にかかわらず、許容されるのだろうか。また、身体的リスクを承知の上で有償での卵子提供の場合、提供者本人の自己決定によるものだとして認められるだろうか。

　代理出産においても、その身体的リスクだけではなく、代理母または借り腹を引き受けたゆえの精神的リスクにも注目すべきである。無償・有償にかかわらず、代理出産を引き受けた母たちの精神的・肉体的負担は多大である。胎児を身ごもる妊婦に対して胎児を 10 カ月間育てるものとして扱うことで、妊娠期間中の母子関係の変化を無視することで成立している。代理出産を引き受けた当事者から伝わるのは、妊娠・出産をする単なるモノとして扱われることに対する抗議の声である。イギリスでいとこのために代理出産を引き受けたマリーアンヌは次のように語る。

> 「もしも代わりに子どもを産んでほしいと誰かに言われたらどうしたらいいのか、と娘に尋ねられました。私の返事はシンプルでした。『NO と言いなさい。自分のからだと心をそんなふうに悪戯に扱ってはいけないの。それが誰のためであっても』」[10]。

　代理出産を引き受けることで被る身体的リスクもさることながら、代理母たちの精神的リスクがこれまで看過されてきたのではないだろうか。妊娠・出産を経験する中での精神的変化、出産後に子どもを引き渡すことへの葛藤があることが語られるようになった。代理母たちの語られ始めた経験から新しい議論が始まるだろう。

(5) 死後生殖問題

　精子・卵子・胚の凍結保存技術は、死後生殖（PAR：posthumous assisted reproduction）を技術的に可能とした。死後生殖とは、夫もしくは妻の死後、その精子、卵子、受精卵によって子を得る方法である。夫の死後、妻が夫の凍結精子により妊娠・出産に至る。または、妻の死後、その妻の卵子または夫婦の受精卵を他の女性の子宮に着床させて妊娠・出産を行なってもらう。

　日本では、生前に凍結保存した精子を用いて、夫の死後1年9カ月後に妻が妊娠・出産した事例がある。2003年松山地裁において子どもの死後認知請求を求めて裁判が起こされたが、棄却された。しかし、翌2004年高松高裁では、死後認知は認められるという判決が下された。この裁判は2006年の最高裁で決着が着く。最高裁では「死後生殖は現行の民法（第722条）が規定しておらず、父子関係を認めることはできない」という判決が下された。

　家族の強いつながりがあるからこそ、死後生殖という選択をするのだが、その結果、既存の家族関係の枠を超える事態が生じている。核家族、ステップファミリー、養子縁組、同性カップルというように既存の家族関係も多様化する中で、死後生殖による親子関係を新たな家族のかたちの延長線上にあるものとして私たちは受け入れるべきなのだろうか。それとも、何か侵しがたい境界線があり、死後生殖は倫理的に許容できないだろうか。

(6) 代理出産契約の有効性

　代理出産をめぐる問題の一つとして、代理出産契約の有効性があげられる。代理出産契約には、有償のものと無償のものがある。有償の代理出産契約は、約10カ月にわたる妊娠期間と出産後生まれる子どもを経済的価値に換算できるという前提に基づく。このように、代理出産は妊娠・出産に金銭的価値を見出し、市場化をもたらす。

　では、妊娠・出産を金銭取引できるものにしてよいのだろうか。生まれる子どもを金銭により取引する点においては、人身売買とどこが異なるのだろうか。もし両者に異なる点がなく、代理出産契約を人身売買契約と同じであると考えるならば、倫理的に受け入れがたい。もし人身売買契約は倫理的に許容で

きないが、代理出産契約における子どもの受け渡しは許容されると考えるなら
ば、その 2 つの契約における違いを明確にする必要がある。

　反対に、代理出産契約は他の労働契約と同じであると仮定してみよう。身
体を働かせて金銭を得るという観点からすれば、約 10 カ月間の高い身体的リ
スクを伴う労働契約と同じとみなせるかもしれない。妊娠・出産にまつわるリ
スクを含んだ労働契約と考えれば、他の高い身体的リスクを伴う労働とどのよ
うな違いがあるのだろうか。

(7) 生殖ツーリズム

　有償な代理出産契約は、時には商業代理出産といわれる。先進国の人々が
経済的格差を背景にして、貧しく、法的規制の緩やかな国で女性に子どもを産
ませることが多いことから「生殖ツーリズム」と呼ばれることもある。東南ア
ジアを中心とした代理出産ビジネスについて、2015 年にタイとインドでは外
国人による商業代理出産を禁止し、近隣のネパールとカンボジアも翌年には外
国人による商業代理出産の禁止措置をとった。

　タイでの外国人による商業代理出産禁止の契機となったのは、2014 年に同
国で起きたベビー・ガミー事件である。この事件は、オーストラリアに住む
カップルがタイ人女性と商業代理出産契約を結び、出産した子どもたちをめ
ぐって起こった。カップルの男性の精子と提供卵子を使用し、21 歳のタイ人
女性の子宮に受精卵を着床させ、妊娠・出産に至った。生まれた子どもは、双
子で男児（Baby Gammy：ベビー・ガミー）と女児であった。ベビー・ガミー
には、出生時よりダウン症、心臓疾患等があり、依頼者カップルは、健常な女
児のみ引き取り、オーストラリアに帰国した。2014 年 8 月以降にこの事件が
報道され、さらに依頼者カップル側男性の児童に対する性的虐待という過去が
判明し、外国人による商業代理出産の是非についての議論が進んだ。

　インドにおいては、1994 年に初めての代理出産が行われた。2002 年の最高
裁の商業的代理出産を認めるとも読める判決文やガイドラインにより、商業的
代理出産は合法であった。合法ではあったが、個々のトラブルは生じていた。
2004 年、イギリス人依頼者夫妻が商業代理出産契約を通して得た双子にパス

ポートが発行されず、イギリスに入国できなかった。また、2008年には日本人依頼者夫妻が商業代理出産契約を結んだが、依頼者夫妻が子どもの出産前に離婚してしまい、生まれた女の子の母親は不明となり、インドのパスポートが発行されず、出国できない状態に陥ってしまった。

　このような数々のトラブル、さらにインドの経済発展もあり、2015年には外国人による商業代理出産禁止に至った。現在においては、東南アジア中心であった代理出産ビジネスはロシア、ウクライナ、ジョージア、ベラルーシといった東欧諸国に広がりをみせている。このように、数カ国が商業代理出産契約を法律で禁止したとしても、より規制のないまたは緩い国へ商業代理出産は移っていく。

(8) 女性の身体の道具化・手段化

　上記の商業代理出産では、女性の身体を経済的手段として用いている。一国内での女性同士の有償代理出産契約においても経済的格差を前提としているが、国をまたいだ場合は、その格差が如実にあらわれる。少しでも安く代理出産契約を交わしたい経済的に豊かな人々と、経済的理由により代理出産契約を引き受けざるをえない女性たちが存在している。有償代理出産契約も、貧しい女性にとっては選択肢の一つとして認めるべきなのだろうか。

　もう少し具体的にいえば、商業代理出産では、先進国の女性やカップルがお金を払い、貧しい国の女性は金銭を得ることができると考え、両者にとってメリットであると考えるべきなのだろうか。経済的に豊かではない国の女性は、自らの意思で代理出産契約を結んでいるのだろうか。また、商業代理出産は代理母女性の身体・精神の搾取ではないのだろうか。医療費が安く、代理出産を引き受ける女性への報酬が低い国へ依頼者が向かうという事態に対して、私たちは何ができるのだろうか。これらのことは倫理的に許されることなのだろうか。

　他方で、代理出産を引き受ける女性たちは必ずしも報酬目当てではなく、純粋なボランティア精神によるケースもある。そのような場合、金銭的取引がないので、妊娠・出産の市場化という問題は生じない。しかし、経済的価値の

問題を抜きにしても、代理出産を引き受ける女性たちには様々な精神的葛藤があるのは上述の通りである。

注

1）日本産婦人科医会　https://www.jaog.or.jp/lecture/11-生殖補助医療（art）/　（2024.2.29 閲覧）

2）日本受精着床学会　http://www.jsfi.jp/citizen/art-qa01.html（2024.2.29 閲覧）

3）玉井真理子・大谷いづみ編『はじめて出会う生命倫理』有斐閣、2011 年、38 頁。

4）https://www.yomiuri.co.jp/national/20210416-OYT1T50093/2/（2024.2.29 閲覧）

5）「精子の凍結保存に関する見解」（2007 年）日本産科婦人科学会　https://fa.kyorin.co.jp/jsog/readPDF.php?file=75/8/075080775.pdf#page=16（2024.2.29 閲覧）

6）「ヒト胚および卵子の凍結保存と移植に関する見解」（2010 年）日本産科婦人科学会　https://fa.kyorin.co.jp/jsog/readPDF.php?file=75/8/075080775.pdf#page=8（2024.2.29 閲覧）

7）大野和基『私の半分はどこから来たのか　AID（非配偶者間人工授精）で生まれた子の苦悩』朝日新聞出版、2022 年、86-92 頁。

8）黒崎剛／野村俊明編『生命倫理の教科書 ― 何が問題なのか ―』ミネルヴァ書房、2014 年、154 頁。

9）https://jisart.jp/jisart/wp-content/uploads/2021/09/20210927JISART_guideline.pdf（2024.2.29 閲覧）

10）ジェニファー・ラール他（柳原良江監訳）『こわれた絆　代理母は語る』生活書院、2022 年、p.174

参考文献

石原理『生殖医療の衝撃』講談社、2016 年。

香川知晶『命は誰のものか』ディスカバリー・トゥエンティワン、2009 年。

久具宏司『近未来の〈子づくり〉を考える　不妊治療のゆくえ』春秋社、2021 年。

第2章

人工妊娠中絶と赤ちゃんポスト（こうのとりのゆりかご）

　この章では、「生命の始まり」における選択・選別問題を取り上げる。前章が子どもを持つための技術であったのに対して、この章では、胚の選別、胎児の選別、そして人工妊娠中絶を取り上げる。胚の選別には、染色体異常による習慣性流産防止が目的である場合や男女の産み分けが目的である場合など、様々である。このような選別は、この世に生まれるだろう子どもを選ぶことを意味し、出生の偶然性を否定するものである。

　また、以前にも増して手軽な出生前診断の登場により、胎児の疾患の有無が早い段階で判明するようになった。妊娠初期から中期で胎児の状態がわかることは、人工妊娠中絶を選択できる期間（法的に罪に問われない）と重複する。このとき、胎児の疾患の有無によって、人工妊娠中絶を選ぶことは倫理的に許されるのだろうか。そもそも人工妊娠中絶とは、胎児の命を奪うことである。人工妊娠中絶の倫理的是非はどうなのだろうか。人工妊娠中絶を選択肢として考えなければならない女性の存在、あるいは緊急下の女性たちに対する取り組みとして赤ちゃんポスト（こうのとりのゆりかご）についてもふれる。

1. 着床前診断の種類と倫理的問題

(1) 着床前診断

　着床前診断は1990年代に開始された。背景には、体外に精子と卵子をそれぞれの身体から切り離すことが可能となったこと、体外受精の技術の成立がある。着床前診断とは、母体外で精子と卵子を受精し、作り出した胚の細胞分裂が進んだ時点で、その細胞を一部取り出し、染色体や遺伝子を検査し、染色体疾患や遺伝子疾患の有無を診断することである。診断の結果、染色体に異常が

なく、遺伝子疾患が発症しにくい胚があれば、母体の子宮に着床させ、妊娠・出産へとつなげる。着床前診断の目的は胚の染色体疾患や遺伝子疾患の有無を確認し、胚が原因の妊娠中の流産を防止し、出産に至ることである。

　着床前診断で行っていることは、胚を医学的観点から「正常」胚と「異常」胚に選別し、より妊娠・出産に至る可能性が高い「正常」胚を母体内に戻すことである。「正常」胚と「異常」胚の選別は、障がいの可能性によって選別し、着床から妊娠を経て出産に至るプロセスを阻止していることになる。後述の出生前診断のように、着床前診断が直接的に選択的中絶に結びつくことはないが、「異常」胚と診断することは、子宮に戻せば生まれる可能性のある生命を受精卵の段階で選別していることになる。この選別には問題はないのだろうか。医学的観点から「異常」胚に選別された胚も、子宮に戻すことで妊娠・出産に至るだろう胚である。「正常」胚を優先してしまうのはなぜだろうか。

（2）着床前遺伝子検査（PGD）

　日本では、着床前診断には、着床前遺伝子検査（PGD：Pre-implantation Genetic Diagnosis）と着床前遺伝子スクリーニング検査（PGS：Pre-implantation Genetic Screening）がある。着床前遺伝子検査（PGD）とは、体外受精による受精卵もしくは胚を子宮に移植する前に、一部の細胞を取り出し、遺伝子や染色体異常を検査する技術である。疾患遺伝子診断に対してはPCR法[1]を用いて、染色体異常にはFISH法染[2]を用いる。これは、重篤な遺伝性疾患（単一遺伝子）、染色体均衡型転座をもつ習慣流産を対象とした検査である。では、「重篤な遺伝性疾患」の定義について、どのような遺伝性疾患を「重篤な」なものとするのだろうか。日本産科婦人科学会で議論が重ねられ、2021年には、「成人に達する以前に日常生活を強く損なう症状が出現したり死亡する疾患」（改定前）としたが、改定案として「原則、成人に達する以前に日常生活を強く損なう症状が出現したり、生存が危ぶまれる状況になる疾患で、現時点でそれを回避するために有効な治療法がないか、あるいは高度かつ侵襲度の高い治療を行う必要がある状態」[3]と提案された。提案が意味するところは、重篤な遺伝性疾患（単一遺伝子）の適用範囲の拡大と解釈される。

(3) 着床前遺伝子スクリーニング検査（PGS）

　着床前遺伝子検査の技術が不妊治療、特に習慣性流産の低減目的に使用された ものが、着床前遺伝子スクリーニング検査（PGS）である。（1）着床前 診断の節で触れた「正常」胚と「異常」胚の区別もこの着床前遺伝子スクリー ニング検査においてなされる。着床前遺伝子スクリーニング検査（PGS：Pre-implantation Genetic Screening）とは、習慣流産の女性、体外受精胚移植を 行っても妊娠しない女性に対して、子宮に移植する胚のすべての染色体数を数 え上げるという検査方法である。FISH法、アレイCGH法[4]によって行う。着 床前遺伝子スクリーニング検査は、胚のすべての染色体数を確認することで、 染色体異常による流産のリスクを低減することが目的である。

　2018年以降、検査対象の名称変更が行われ、着床前遺伝子検査（PGD） は、重篤な遺伝性疾患を対象とする「PGT-M」、染色体構造異常による習慣流 産を対象とする「PGT-SR」と名称が変更となった。着床前遺伝子スクリーニ ング検査（PGS）は、体外受精胚移植不成功、不妊症、不育症を対象とする 「PGT-A」と呼ばれるようになった。

(4) 着床前診断における倫理的問題

　第一に、生まれる可能性が比較的高い「異常」胚（例えば21トリソミー） を排除することは、倫理的に認められるのかという問題がある[5]。「異常」胚 と診断されても、その胚を子宮に戻すならば、妊娠・出産に至る可能性が高 い。そのような胚を着床前診断の段階で、人為的に廃棄することは倫理的に問 題はないのだろうか。

　第二に、「救世主兄弟（Saviour Sibling）」の問題がある。救世主兄弟とは、 移植医療が必要な病気（例えば、骨髄移植、臓器移植など）の長子を救うため に次子の胚を選択することである。体外受精、着床前診断を前提とし、次子の 血液型、白血球の型（HAL型）などを長子と一致させる。移植に適した受精 卵を着床前診断により選択し、妊娠・出産に至る。以下は、実際の救世主兄弟 の例である。

「ジェイソンとミシェル夫妻の決断」

長男チャーリーは、生後 8 週で赤血球が作れない難病であると診断された。命にかかわる重病で、毎週の輸血のための病院通い、副作用を抑えるための注射を毎晩行う必要があった。唯一の治療法は、骨髄移植であった。しかし、両親、妹エミリーも異なる白血球型であった。ある時夫婦はアメリカにおける救世主兄弟の記事を読んだ。主治医に救世主兄弟について相談したが、イギリスではできないという返事であった。夫婦は諦めることができず、イギリスの公的審査機関に治療申請したが、却下された。そこで、夫婦はアメリカで治療を行うことを決断した。複数の体外受精卵をアメリカに送り、移植に適した受精卵を見つけた。母親はアメリカに行き、（チャーリーの治療に適した）受精卵を体内に戻し、イギリスに帰国した。以後無事に妊娠し、次男ジェイミーが誕生した。ジェイミーのへその緒から血液を作り出す細胞を取り出し、長男チャーリーに移植した。その結果、チャーリーは元気になり、朝晩錠剤を 1 錠飲むだけの生活を送れるようになった。　　　　　　　　　　　　　　（『朝日新聞 GLOBE ＋』をもとに筆者まとめ）

　当初ジェイソンとミシェル夫妻に対しては、「親の希望や都合で商品のように子どもを設計してよいのか、デザイナーベビーだ」「子どもは部品じゃない」という批判が寄せられた。その批判の背景にある考えは、親の価値観による子どもの設計、子を道具的に扱うことは倫理的に許さないというものだ。そのような批判に対して、夫妻は受精卵に何らかの手を加えたわけではなく、移植治療のための白血球の型を選んだだけであると応答する。つまり、長子の治療に役立つ受精卵を選ぶという目的であるので悪いことではないということである。「救世主兄弟」には、①胚の選択という問題（治療目的であれば許されるのか）、②次子の尊厳という問題（その子の出生自体とは別の目的のために生まれてきたこと）という倫理的問題が生じる。

　第三に、着床前診断を行うことで、男女の性別も付随的に判明する。実際に、海外では男女の産み分けを目的とした着床前診断も行われている。男女の産み分けは、個人が希望通りの性別の子どもを得たいと考え、希望しない受精卵は廃棄される。例えば、長子が男児、次子も男児が生まれている家族が存在するとしよう。三人目は女児が欲しいと家族のメンバーは考え、男女の性別が事前にわかるのであれば、男女の産み分けを希望するかもしれない。

　男女の産み分けは個人の選択である一方で、中長期的視点に立つと、社会に及ぼす影響は多大である。属する社会の価値観によって人々が希望する性別も異なり、男女のどちらかの性に偏れば、個人の問題をこえてその社会の性別比のバランスが崩れることになる。リプロダクティブ・ライツ「reprodactive rights：性と生殖に関する権利」に基づく家族計画と社会の人口バランスは相容れない関係にある。

2.　出生前診断の種類と倫理的問題

(1) 出生前診断

　出生前診断とは、胎児診断とも呼ばれ、妊娠中に母体内の胎児の状態を検査するものである。通常の妊婦健診における胎児の発育状態を確認する超音波検査も広い意味での出生前診断である。胎児の異常、先天性疾患の有無を知ることは、出産後の治療をスムーズに行うためである。ここでは、人工妊娠中絶が法的に可能な期間に行う狭い意味での出生前診断を取り上げる。

　出生前診断には、非確定的検査である母体血清マーカー検査、超音波検査、これら二つの検査を組み合わせたコンバインド・テスト、新型出生前診断（NIPT：non-invasive prenatal genetic testing）がある。以上の検査は非確定的検査であるため、これらの検査を受けた結果のみでは、あくまで疾患の確率が高いというだけであり、確定的検査を受ける必要がある。

　非確定的検査は、非侵襲的検査であり、母体に対する侵襲性（負荷、流産可能性）は低い。確定的検査とは、流産可能性もあり、母体への侵襲性が高いため、侵襲的検査と言われる。該当するのは、羊水検査、絨毛検査である。

　新型出生前診断（NIPT）は、「無侵襲的出生前遺伝学的検査」のことであり、母体血液中に含まれる胎児由来のDNA断片を調べる方法である。日本におけるNIPTは、21トリソミー（ダウン症候群）、18トリソミー（エドワーズ症候群）、13トリソミー（パトウ症候群）という染色体異常を対象としている。技術的には全染色体の数的異常、構造的異常も検査可能である。

　図2-1は、出生前診断の技術と利用時期について筆者がまとめたものであ

る。日本では、人工妊娠中絶が法的に可能な時期は、妊娠 22 週未満である。非確定的検査である超音波検査、新型出生前診断は、妊娠初期 8 〜 10 週目辺りから受けることができる。他方で、確定的検査は、妊娠初期 11 週目以降から絨毛検査を受けることができ、妊娠中期に入る直前の妊娠 15 週目以降から羊水検査を受けることができる。

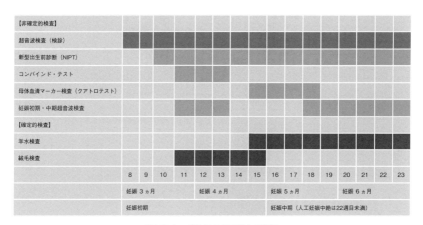

図 2-1　検査の可能な時期

河合蘭『出生前診断　出産ジャーナリストが見つめた現状と未来』（p.24-25）を参考に筆者作成

（2）出生前診断の倫理的問題

　第一に、出生前診断の技術的革新は「選択的中絶」、その背後にある優生思想を増長させているのではないかという指摘がある。胎児の染色体異常による先天的障がい、疾患による中絶を「選択的中絶」と呼ぶ。実際に、新型出生前診断により胎児の病気が判明した夫婦のうち確定的検査後、95％以上が選択的中絶を選んだと報道された[6]。

　出生前診断を受診するのか、受診しないのか、さらに中絶を選択するか否かという個人の選択は尊重されるべきである。出生前診断により、胎児の障がいや疾患の有無が判明し、中絶を選択するということは、生命の選別と呼ばれるものなのだろうか。または、自然に任せる選択を人為的に行っているだけといえるのだろうか。

　第二に、新型出生前診断に関する問題としては次のことを指摘できる。新型出生前診断は非確定的検査であるにもかかわらず、高い精度をもつため、新型出生前診断のみを受け、確定的検査を受けずに、何らかの判断（例えば、選択的中絶）を行ってしまうケースが後をたたないことである。これは新型出生前診断を提供する医療機関が適切な遺伝カウンセリングを提供できないことも一因である。

　2013 年に臨床研究という位置づけで導入された新型出生前診断は、全国の限られた認定施設での導入であったが、認定施設外での新型出生前診断が増加し、規制が形骸化している。新型出生前診断の実施には、産婦人科、小児科という妊娠・出産に関連する医療機関だけでなく、皮膚科・整形外科という専門外の医療機関も参入している。このような専門外の医療機関で新型出生前診断を受けた場合、その結果に対して妊婦に対するフォロー体制が極めて脆弱であることも指摘されている [7]。

3.　人工妊娠中絶とその倫理的問題

(1) 人工妊娠中絶

　人工妊娠中絶（Abortion：以下、中絶）とは、「胎児が、母体外において、生命を保続することができない時期に、人工的に胎児及びその附属物を母体外に排出すること」（母体保護法：1996 年改正）である。

　中絶に関するどのような法律モデルを採用するかは、国によって様々である。日本やイギリスでは、胎児の生きる権利を優先し、例外的に中絶を認めている。日本の場合、刑法第 212 条堕胎罪があり、妊娠中の女子が薬物、その他の方法により堕胎したときには 1 年以下の懲役となる。つまり、堕胎罪により原則禁止の立場であるが、例外的条件を満たした場合のみ中絶は認められる。この例外的条件は「母体保護法」に明記されている。「母体保護法」では、中絶ができるのは以下に当てはまる場合のみとされている。

　①妊娠の継続又は分娩が身体的又は経済的理由により母体の健康を著しく

　害するおそれのあるもの

②暴行若しくは脅迫によって又は抵抗若しくは拒絶することができない間
　に姦淫されて妊娠したもの[8]

　現在では、①を拡大解釈し、妊娠 22 週未満であり、本人、配偶者の同意
（婚姻関係の破綻、DV などの場合は例外）があれば、中絶が可能である。母
体保護法においては、胎児の障がいを理由とした選択的中絶については言及さ
れていないが、現実には①の「経済的理由」の中絶として行われている。つま
り、胎児の障がいの有無を原因とする中絶でもある。このように、選択的中絶
は、着床前診断において「異常」胚の排除と完全に同じとはいえないが、障が
いの有無による選別という観点は共通している。

　アメリカや中国では、期限型を採用し、妊娠 12 週以内であれば女性の意思
による中絶が可能である。12 週以降の中絶は、条件つきの中絶となり基本的
に禁止とするモデルである。アメリカでは、1973 年のロウ対ウェイド判決に
おいて、①生む、生まないを選択する権利は「プライバシー権」として保証さ
れる、②生まれていない胎児の生命は尊重されるが、法的意味での人ではない
ということが明らかになった。このことは、連邦最高裁判所により中絶を選択
をする権利は憲法で認められているということを示している。しかし、ロウ対
ウェイド判決によって中絶をめぐる議論がおさまった訳ではない。一般的に、
中絶反対派は「プロライフ」と呼ばれ、中絶擁護派は「プロチョイス」と呼ば
れる。しかし、2022 年にロウ対ウェイド判決は覆され、連邦最高裁によると、
憲法は中絶をする権利を与えておらず、中絶を規制するかどうかは州による判
断ということになった。ロウ対ウェイド判決が覆されたのち、実質的に中絶を
禁止する州が増えている。そのため、州法によって中絶が禁止された住民の中
で中絶を必要とする人たちに対しては、ボランティアによる州を超えての妊婦
搬送が行われている。

　ドイツ、フランスでは、対話型モデルを採用している。これは、中絶可能
な期限内に、公的相談機関への相談を義務づけるものである。

(2) 中絶をめぐる倫理的議論

　ローマ・カトリックの見解では、受胎の瞬間から人であり、罪のない人を殺すことは許されないため、中絶は道徳的に許容されない。受精の瞬間から人として保護されるべきということは、胎児は生きる権利を有する。そのため、中絶は胎児の生きる権利を侵害する行為であり、不正である。ただし、母親の生命が危機に瀕するような、女性に特別な事情がある場合は、中絶を行っても非難はされないとする。受精の瞬間から人として保護するということは、胎児がいつの段階から人としてみなされるのかという線引き問題を回避できる。しかし、受精の瞬間から人であるということは、受精卵や胚を私たちと同等の道徳的地位を持つものとしてみなすことである。これを受け入れることはできるだろうか。

　パーソン論は、この線引き問題について答えを与えてくれる。そのポイントは、胎児の成長においてパーソン（人格）になる段階で生きる権利を有するという考え方である。一般的に、パーソンとは、「人格」と訳される。遺伝学的に生物学的人間である[9]だけでは生きる権利をもたず、権利の担い手になるためにはパーソンである必要がある。いいかえれば、生きる権利をもつパーソンであるとは、どのような性質を備えていなければならないのかという議論になる。例えば「継続する自己意識と生きる欲求を持つこと」というマイケル・トゥーリー（Michael Tooley）の考え方を受け入れると、胎児はパーソンである要件を満たしていないので、中絶は道徳的に許されるとなる。しかし、道徳とは関係のないどのような性質を持てば、パーソンとみなされるのかという議論では、そのような性質と道徳上のつながりを論じなければならない。

　義務と権利の視点より、ある種の中絶は道徳的に不正ではないという議論がある。母親は自身の身体に対して権利を有するので、胎児に母親の身体を使わせる権利を与えていない限りは、権利の侵害にはならない。母親の体内を使用する権利を有していない胎児に対しては、母親の体内を使用させる義務を果たす必要はない。そのため、胎児に出産までの約10カ月間体を貸すことは、親切であるけれども、そうすべきだということまではいえない。しかし、母親と胎児という特殊な間柄で、第三者同士のような権利と義務の関係が成り立つ

のだろうか。

　また、ローマ・カトリックのような宗教的な背景なしに、中絶は倫理的に許されないという主張もある。まず、なぜ人を殺すことが悪いのかについての理由として、殺される人の未来の意識的な生活が奪われるからであると考えられる。これを中絶に当てはめてみると、中絶は胎児の未来の意識的生活を奪っている。ゆえに中絶は道徳的に許されないと論じられる。

　女性の立場をより考慮したフェミニズムの視点では、それぞれの女性の置かれた立場を考慮し、中絶を選択できる権利が擁護される。例えば、シャーウィン（Susan Sherwin）の議論は以下のようにまとめられる。現実の女性が置かれている個々の状況を無視した一律の道徳的原則によって中絶の是非を判断することは、女性に対する社会的抑圧という側面を適切に捉えていないということである。つまり、個々の女性の立場を具体的に考察し、その抑圧された現状から脱出するための選択肢のひとつが中絶なのである。その上で、それぞれの女性が各状況に応じた妊娠を続ける権利もしくは中絶を選択する権利が認められるべきである。

4.　もう一つの選択

（1）赤ちゃんポスト（こうのとりのゆりかご）、匿名出産、内密出産

　前節で概説した哲学者、倫理学者たちによる議論は、果たして目の前で中絶の選択を迷っている女性にどれほどの助けになるのだろうか。中絶の議論においては各個人の女性が置かれた立場、状況、環境が捨て去られがちであるが、そもそもなぜ中絶を選択しなければならないのだろうかと問うことが大切である。そこには、中絶という選択をせざるをえない女性たちの姿が浮かび上がる。中絶という選択をしなければならない状況下にありながら、中絶ができる時期を逸し、望まない妊娠を継続し、産まざるをえない女性たちが存在することも事実である。ここでは、望まない妊娠を継続しながら、子を産まざるをえない女性たちへの支援としての赤ちゃんポスト（こうのとりのゆりかご）の取り組みを紹介する。

　日本の赤ちゃんポスト設置に影響与えたドイツでの赤ちゃんポスト設置の経緯をみてみよう。ドイツでは、中絶を希望する場合、妊娠葛藤相談所で証明書を得た上で、中絶を行うことができる。妊娠葛藤相談所では、女性に子どもを育てる上での公的支援制度の説明を行い、中絶の必要性を改めて検討してもらう。この妊娠葛藤相談所で相談業務に従事している団体の中には、カトリック系の団体が含まれていた。

　しかし、ローマ・カトリックでは原則として中絶を認めていないため、妊娠葛藤相談所で中絶の決断に関わることは、その教義と整合性が保てない。ローマ・カトリックの一貫した立場を維持するためには、中絶の決定に関与するのではなく、妊娠・出産をサポートする必要がある。

　このような経緯の中で、赤ちゃんポストや匿名出産という方法が見いだされていく。赤ちゃんポストは、望まない妊娠に一人で苦しむ妊婦たちへの支援策の一環として生まれた。母子支援施設事業としては、24時間ホットライン、赤ちゃんの匿名受け入れや個別引き取りなどがある。こうして2000年、ドイツにおいて初めての「ベイビークラッペ（赤ちゃんポスト）」が設置された。

　一方、日本における赤ちゃんポストは、2007年に熊本市の慈恵病院が初めて設置した。慈恵病院では、2002年より妊娠・出産に不安を感じる女性のために相談業務を行っていたが、相談業務を通して切迫した状況下の妊婦たちに対してはより実践的な助けが必要であると認識していた。当時の病院理事長が中心となり、ドイツの「ベイビークラッペ」の取り組みを参考に、同病院内に「こうのとりのゆりかご」の設置に踏み切った。

　「こうのとりのゆりかご」設置の目的は、親または保護者が育てることができない子どもを保護することである。そのため、妊娠・出産・育児において問題を抱え、何らかの理由で子どもを育てることができない状況下にある母が、匿名で子どもを預けることができるシステムとなっている。「こうのとりのゆりかご」に子どもが預けられた場合、警察・自治体・児童相談所に連絡後、身元が判明しない場合は棄児（捨て子）として自治体により戸籍が作成される。

(2) 赤ちゃんポスト（こうのとりのゆりかご）のこれから

　「赤ちゃんポスト（こうのとりのゆりかご）」については、①「赤ちゃんポスト（こうのとりのゆりかご）」設置がさらに育児放棄を助長するのではないのか、②預けられた子の出自を知る権利と親の匿名性の対立、③内密出産・匿名出産の導入・実施という問題がある。

　①の育児放棄を助長するのではないかという指摘は、「赤ちゃんポスト（こうのとりのゆりかご）」設置の是非について当初から議論されてきた。匿名で子どもを遺棄することができる場所を作ることは、社会の中で匿名での子捨てを認めることになりかねないというものだ。

　②は、生殖補助医療技術における倫理的問題とも共通する「子どもの出自を知る権利」と子を預ける親の「匿名性」をどこまで守るのかという問題である。「赤ちゃんポスト（こうのとりのゆりかご）」に預けられた子どもも、子ども自身の父母を知る権利を有している。

　他方で、子どもを預ける親は素性を知られたくない何らかの理由があり、「匿名性」が保持されるので、子どもを預けるという選択をしている。もし親の「匿名性」を優先するならば、子どもが将来自らの出自を知りたいと願い、その権利を行使しようとしてもできなくなってしまう。

　そのため、できるだけ親の個人情報を聞き出し、保管することが求められるが、親の「匿名性」が担保されないならば、子どもを預けに来ることを選ばない可能性も考えられる。誰にも妊娠・出産を知られたくない、匿名であるからこそ「赤ちゃんポスト（こうのとりのゆりかご）」に希望を見いだした人たちを捨て去りかねないという葛藤がある。

　③は、②の対立を解決するための別の方法である。内密出産とは、相談（医療）機関には実名を明かした上で、出産する。相談（医療）機関は、母親の情報を保管し、将来子どもから問い合わせがあった際に、対応す

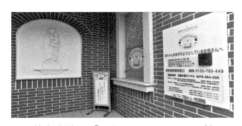

慈恵病院の「こうのとりのゆりかご」

る。内密出産では、緊急下の妊婦が孤立出産を選ばず、医療施設での安全な出産につなげることができる。さらに、子どもが将来自分の親について知りたくなったときに、親に関する情報を提供できるため、子どもの出自を知る権利を守ることができる。

　また、匿名出産とは、実名を明かさずに医療機関で出産をすることである。相談（医療）機関で素性を明かしたくはないほどに追いつめられた妊婦のために、匿名出産がある。だが、母親に関する個人情報は、医療機関においても知ることができないため、生まれた子どもの出自を知る権利は守られない。内密出産・匿名出産の是非は、生まれた子どもの戸籍上の問題、親の個人情報の管理等の点からさらに議論を深めることが望まれる。

注
1）　対象の遺伝子を増幅して調べる方法。
2）　染色体の一部につけた目印を蛍光顕微鏡で調べる方法。
3）　「PGT-Mに関する倫理審議会報告書」 日本産科婦人科学会倫理委員会、2021年4月。
4）　正常なDNAと被験者のDNAを異なる蛍光色素で標識し、その蛍光を比較定量することで異常を検出する方法。
5）　久具宏司『近未来の〈子づくり〉を考える　不妊治療のゆくえ』春秋社、2021年、135-136頁。
6）　『朝日新聞デジタル』2018年3月19日記事。
7）　千葉紀和／上東麻子『ルポ「命の選別」誰が弱者を切り捨てるのか？』文藝春秋、2020年、15-27頁。
8）　母体保護法　https://elaws.e-gov.go.jp/document?lawid=323AC0100000156（2024.2.29閲覧）
9）　ホモ・サピエンスの種に属するという意味である。

参考文献
秋葉悦子『「人」の始まりをめぐる真理の考察』毎日新聞社、2010年。
江口聡編・監訳『妊娠中絶の生命倫理　哲学者たちは何を議論したか』勁草書房、2011年。
柏木恭典『赤ちゃんポストと緊急下の女性　未完の母子救済プロジェクト』北大路書房、2013年。
河合蘭『出生前診断　出産ジャーナリストが見つめた現状と未来』朝日新聞出版、2015年。
室月淳『出生前診断の現場から　専門医が考える「命の選択」』集英社、2020年。

『朝日新聞GLOBE ＋』（https://globe.asahi.com/article/11581685）（2024.2.29 閲覧）

『毎日新聞』（https://mainichi.jp/articles/20170509/k00/00m/040/096000c）（2024.2.29 閲覧）

先端医療

1. ヒト ES 細胞、ヒト EG 細胞、ヒト iPS 細胞

　ヒト胚の道徳的地位は、着床前診断における胚の選別においても問題となっていた。本章では、研究・治療目的のヒト ES 細胞、ヒト iPS 細胞の扱いについてどのような課題があるのかを確認する。さらに、近年研究が進み、倫理的課題が指摘されるオルガノイドの扱いについてもふれる。

(1) ヒト ES 細胞、ヒト EG 細胞

　1982 年にマウスでの ES 細胞作製が成功し、1988 年 11 月にヒト ES 細胞の作製が成功した。ヒト ES 細胞（embryonic stem cells：胚性幹細胞）とは、着床前の胚より作製される幹細胞のことで、受精後 5 ～ 7 日の胚胎盤を壊し、内部細胞塊を取り出し培養したものをさす。ヒト ES 細胞の特徴は多分化能、自己増殖能をもつことである。同じ 1988 年 11 月には、ヒト EG 細胞（embryonic germ cell：胚性生殖幹細胞）の培養に成功したとの発表があった。ヒト EG 細胞とは、妊娠 5 ～ 9 週の死亡胎児より始原生殖細胞を取り出し、培養したものである。ヒト EG 細胞も、ヒト ES 細胞と同じ様々な細胞に変化する全能性を有する点では同じである。

　日本ではヒト胚について、科学技術会議生命倫理委員会ヒト胚研究小委員会による報告書では、「ヒト胚はヒトの生命の萌芽としての意味を持ち、ヒトの他の細胞とは異なり、倫理的に尊重されるべきであり、慎重に取り扱わなければならない」（2000（平成 12）年）と述べられている[1]。重要な点は、ヒト胚は、単なるモノでなく、倫理的に尊重される必要があることを意味する一方で、「ヒトの生命の萌芽」であり、あくまで道徳的地位をもつ人格ではないという考えである。つまり、ヒト胚は道徳的地位をもつ人格ではないとした上

で、今後の医学研究に寄与するならば、ヒト胚の破壊も認められるということである。倫理的に尊重されるということは、ヒト胚の利用に制限を課すことである。この報告書では、生殖補助医療において使用されなかった余剰胚の利用に限定されている。

　ヒトES細胞の作製については、将来人間となる可能性をもつヒト胚を壊し、ヒトES細胞を作製することの倫理的是非が問題となる。ヒト胚を道徳的地位をもつ人格とみなす立場からすれば、ヒト胚を破壊しES細胞を作製することは通常の殺人と何ら変わらないため倫理的に許されない。他方で、ヒト胚を道徳的地位をもつ人格ではないとすれば、医学研究目的のヒト胚の破壊は別段禁止されるものではない。

　ヒトEG細胞については、その由来が妊娠5～9週の死亡胎児から始原生殖細胞を取り出すことにあるため、死亡胎児の組織利用について考慮するべき点がある。というのも、死亡胎児を想定することは、人工妊娠中絶が法的に認められている社会を意味するからである。したがって、中絶の目的が胎児の組織利用であってはならないのである。

(2) ヒトiPS細胞

　ヒトES細胞、ヒトEG細胞が抱える倫理的問題を回避できる可能性をもつのが、2007年に山中伸弥教授らによって発見されたiPS細胞である。iPS細胞（induced pluripotent stem cell：人工多能性幹細胞）は、2006年にマウスで世界で初めて成功し、翌2007年にはヒトiPS細胞作製が成功した。iPS細胞は、皮膚、血液などの体細胞に4つの遺伝子[2]を組み込むことで未分化細胞となる。iPS細胞は、ES細胞と同じ幹細胞である。幹細胞とは、自己複製能力と別の細胞に分化・増殖する能力をもつ細胞で、体細胞に分化する前の細胞である。iPS細胞の利点は、胚を壊すことがないため、ヒト胚の破壊というヒトES細胞作製に伴う倫理的問題を回避できることにある。さらに、本人の細胞を使用のため、拒絶反応が起こらないこともあげられる。

　一見したところ、iPS細胞作製成功によりES細胞が抱えるヒト胚の破壊という倫理的問題は回避されたように考えられる。しかし、iPS細胞がES細胞

と同じような幹細胞であるならば、iPS細胞のもつ多能性は、iPS細胞にはヒト胚と同じ道徳的地位がありうる。つまり、iPS細胞の道徳的地位の是非である。さらに、iPS細胞から精子、卵子などの生殖細胞を作製することは倫理的に許されるのかという点も問題となる。

(3) ヒト胚の法規制と指針

1997年、ユネスコ（UNESCO：国連教育科学文化機関）は「ヒトゲノムと人権に関する世界宣言」を採択した。ヒトゲノム研究に関する国際的倫理基準を定めたもので、ヒトゲノムを「人類の遺産」とした点は画期的であった。2003年には、ユネスコは「ヒト遺伝情報に関する国際宣言」を採択した。さらに2005年、生命倫理に関する国際的な基準となる「生命倫理と人権に関する世界宣言」を採択した。

日本では、現在のところ法律による規制はないが、樹立機関については「ヒトES細胞の樹立に関する指針」（2022（令和4）年3月一部改正）、分配機関については「ヒトES細胞の分配機関に関する指針」（2022（令和4）年3月一部改正）、使用期間については「ヒトES細胞の使用に関する指針」（2022（令和4）年3月一部改正）が示されている。また、ヒトiPS細胞からの生殖細胞作成については「ヒトiPS細胞又はヒト組織肝細胞からの生殖細胞の作成を行う研究に関する指針」（2022（令和4）年3月一部改正）がある[3]。

2. オルガノイド、IVG技術の是非

(1) オルガノイド

人の発生過程、病気の進行を解明することは、医学研究に必須である。その医学研究の発展に寄与するものが、オルガノイド（organoid）である。オルガノイド（organoid）とは、体外培養技術・三次元培養技術によって作られる臓器のようなものをさす。「organ（臓器）」という単語に接尾辞「oid（〜のようなもの、〜もどき）」をつけた造語である。ES細胞・iPS細胞の分化能・複製能を利用して、生体の臓器と似たような組織を試験管内で作製する。三次元

培養技術によって作成された胚のようなものは「エンブリオイド」、脳のようなものは「脳オルガノイド」と呼ばれる。エンブリオイドの問題は、ヒト胚と同じ状態を発生させるという理由で道徳的配慮の対象となるのかということである。

ヒト胚の体外培養について、国際的ルール（国際幹細胞学会）では、「14 日ルール」がガイドラインに記されている。各国の状況においては、イギリス、オランダ、スウェーデン、カナダなど 12 カ国では受精後 14 日目を越えるヒト胚体外培養を法律で禁止している。アメリカ、中国、日本では、国内ガイドラインにて「14 日以内」ルールを策定している。この「14 日ルール」採用の根拠は、受精後 14 日頃から原始線条の形成が起こることに由来する。というのは、原始線条の形成が感覚器官の形成開始とみなされるからである。感覚器官が形成されると痛みを感じ始めるため、苦痛を感じる前に 14 日以降のヒト胚体外培養が禁じられているのである。

ヒト脳オルガノイドは、脳の各部位ごとに作成されている。そのため、今後の課題も山積している。ただし、人間の「ミニ脳」であるという指摘は現時点では適切ではない。ヒト脳オルガノイドの研究による利益は、脳の神経発生過程の解明、脳神経疾患に対する新規アプローチの開発等を挙げることができる。このように私たちに利益をもたらす可能性のある脳オルガノイドを用いる研究における倫理的課題は何であろうか。例えば、脳オルガノイドに意識が生じたときに、脳オルガノイドを道徳的配慮の対象とするのか。もし、道徳的配慮の対象とするならば、脳オルガノイドにどのような特性を帰属させることで決まるのだろうかという問題である。

ヒト脳オルガノイドに対しては、新しい倫理原理が必要とする考えもある。確かにその発生方法、研究倫理的側面では特有の規制が必要かもしれない。しかし、ヒト脳オルガノイド・エンブロイドが道徳的地位をもつのかという問いは、何らかの存在者（例えば、ヒト脳オルガノイド、動物）が道徳的地位をもつための条件とは何かという問いである。この問いに対して恣意的にならずに答えを導き出すことが求められており、その答え自体も他の生命倫理の問題に適用できる包括性をもつ必要があるだろう。

(2) IVG技術による生殖補助医療の是非

　IVG（In Vitro Gametogenesis：試験管内配偶子造成）技術とは、iPS細胞やES細胞あるいは、多能性幹細胞から精子・卵子を作り出し、生殖に用いる技術をさす。2011年にマウスのES細胞およびiPS細胞より精子が作製され、2012年には同様に卵子作製に成功している。これらの精子・卵子を使ってマウスを誕生させ、体内の精子・卵子と機能的には問題がないことも実証済みである。しかしながら、ヒトにおいてはIVG技術を用いることは倫理的問題が懸念されており、研究を推進するにせよ、規制するにせよ議論をする必要がある。

　IVG技術が他の生殖補助医療技術と共有する重要問題は、技術の使用が専ら現在世代（親）の利益をもたらすためのもので、IVG技術によって生まれた未来世代の利益を押し測れない点にある。未来世代に対する害悪というものを考慮し、「他者危害の原則」によって、IVG技術・生殖補助医療技術に対して制限をかけるという方向もある。J・S・ミル（John Stuart Mill）は『自由論』において、他者に危害を及ぼさない限り、個人は幸福を追求する権利があることを認めている。もし未来世代を他者として想定する場合、未来世代に対する身体的害悪・精神的害悪をどれほど考慮するのかという問題にもつながる。もしくは予防原則によってIVGがヒトに応用されることを防ぐ方法もあるだろう。

　また、IVG技術がヒトに応用された場合に懸念される倫理的問題として、遺伝情報のルーツの複数可能性をあげることができる。IVG技術は、ヒト胚からES細胞を作製し、そのES細胞から精子・卵子を作製し、受精させて受精卵を作製するとなれば、受精卵の遺伝的つながりは最初のヒト胚を作製するための精子・卵子まで遡ることになる。さらに、体外培養技術によってヒト胚からのES細胞作製・精子・卵子作製・受精卵作製を繰り返し行うことも可能となる。こうした体外での操作は、本来であれば親子関係を築く担い手である親世代が存在しない可能性を生み出す。なぜなら、一世代前のヒト胚が遺伝情報のルーツにはなりうるが、現実に存在する人間である必要はないからである。

3.　オーダーメイド医療と遺伝情報の取り扱い

(1) オーダーメイド医療の幕開け

　1953 年にワトソン（James Watson）とクリック（Francis Harry Compton Crick）により DNA（Deoxyribonucleic：デオキシリボ核酸）の二重らせん構造が発見されたことが、現代生物学の幕開けとなった。細胞内の核の中に染色体がある。染色体には遺伝子があり、遺伝子は染色体の中にあって遺伝情報を伝える。ワトソンとクリックが発見した DNA とは、遺伝子の本体であり、染色体の主要成分をさす。DNA は 2 本の鎖が螺旋状にねじれて並び、そのねじれた鎖を A（アデニン）、G（グアニン）、C（シトシン）、T（チミン）という 4 種類の塩基がつないでいる。この 4 種類の塩基配列により遺伝情報が決まる。

　1990 年に発表されたヒトゲノム[4]の全塩基配列解析を目指したヒトゲノム計画（Human Genome Project）が 2003 年に完了した。この計画では、約 30 億塩基からなるヒトゲノムにおいて A（アデニン）、G（グアニン）、C（シトシン）、T（チミン）の 4 種類の塩基が染色体でどのような順番であるのかを読み込み、解明した。遺伝子情報のデータベースができ上がれば、ゲノム創薬を可能とする。つまり、遺伝情報の解析によって、病気の原因となる異常なタンパク質を検出することが可能となり、創薬へとつながるのである。

　さらに、個人間の違いを生む「一塩基多型（SNPs：single nucleotide polymorphisms：スニップ）」という DNA の塩基配列における 1 塩基の違いが注目された。というのも、この一塩基多型と個人の病気のかかりやすさ、薬への応答性との関連が解明されれば、患者個人への最適化された治療、オーダーメイド医療へとつながるからである。

(2) オーダーメイド医療と遺伝情報

　オーダーメイド医療とは、個々の人に対してその人に最適な診断・治療をいう。「テーラーメイド医療（tailor-made medicine）」「個別化医療（personalized medicine)」とも呼ばれる。どのようなものかというと、究極の個人情報といわれる遺伝情報・病気のなりやすさ（疾患易罹患性）・投薬治療の効果や副作用のつながりに基づいて、より適切な本人に効果的な治療を目指している。特に、どれだけの投薬がその患者に必要なのかを見積もることで、患者本人にとっての副作用を減らすことは、生命倫理四原則のうちの「無危害の原則」にも一致し、望ましいことである。

　オーダーメイド医療では、どのような遺伝情報が扱われ、その取り扱いはどの程度慎重さが必要なのだろうか。その場合に扱われる遺伝情報はどのような性質をもつのか。オーダーメイド医療で扱われる遺伝情報の特徴を単一遺伝子疾患の場合と比較する。

　オーダーメイド医療で扱う遺伝情報は、血縁関係者への影響は少なく、単一遺伝子疾患の場合より低く、医療情報としては血液型に近いのではないかという指摘がある[5]。このように遺伝情報を単一遺伝子疾患の場合と多因子疾患の場合とに区別し、それぞれの場合の遺伝情報の扱いを異にするという方法もある。遺伝情報にはその内容によって、保護されるものと、通常の医療情報と同じように扱うものがあるという考え方がある。その背景には遺伝情報の扱いに対する遺伝子例外主義と反遺伝子例外主義という立場がある。次に、この両者の違いを比較しよう。

(3) 遺伝情報の扱い ― 遺伝子例外主義と反遺伝子例外主義 ―

　遺伝子例外主義（genetic exceptionalism）とは、遺伝情報は「究極の個人情報」とし、通常私たちが考える個人情報からは区別し、別個の扱いをするべきであると考える立場である。それに対して、反遺伝子例外主義とは、遺伝情報を他の医療情報と同様に扱うべきであると主張する立場である。

　この遺伝子例外主義の立場をとるのか、または反遺伝子例外主義をとるのかは、遺伝カウンセリングにおける非指示的アプローチの是非とも関わっている。非指示的アプローチとは、遺伝カウンセラーがカウンセリングを実施する際に、患者個人の選択を重視し、患者の価値判断への関わりを避けることである。非指示的アプローチ賛成派は、優生思想を避けるためであるとする立場で

あるが、その背景には遺伝情報は他の医療情報とは異なり特別であるという考え方である。これは、遺伝子例外主義に基づいている。それに対して非指示的アプローチに反対する人々は、他の臨床検査結果報告と同様に今後の治療に関して患者が価値判断を下すことに遺伝カウンセラーが参加する必要性を主張する。非指示的アプローチへの反論は、遺伝情報は他の医療情報と同じ扱い方でよいとする考え、すなわち反遺伝子例外主義に基づいている。

(4) 遺伝カウンセリング

　日本の遺伝カウンセリングは、1970年代に医師により遺伝相談というかたちで普及していたが、遺伝相談の一つである出生前診断では選択的中絶への結びつきが問題となった。出生前診断によって、障がいがあると発覚した胎児が中絶されることに対して、当事者団体が激しい異議申し立てを行った。その後、1980年代以降にはゲノム医学の発展したことによって、医師による医学的遺伝情報の開示だけではなく、患者の意思決定への適切な援助を行う専門職が必要となった。

　日本での遺伝カウンセリング養成は、2002年の臨床遺伝専門医の認定制度に始まる。翌2003年、認定遺伝カウンセラー養成専門課程が2課程開設され、2022年には全国で25課程ある。養成専門課程修了者は、認定試験に合格後「認定遺伝カウンセラー」の資格を得る。これまでは、単一遺伝性疾患に対するカウンセリングが主であったが、今後は多因子遺伝性疾患（多因子疾患感受性遺伝子）や薬剤耐性遺伝子に対するオーダーメイド医療におけるカウンセリングの必要性が見込まれる。そのため、認定遺伝カウンセラー養成の数を増やすことも喫緊の課題である。

4.　エンハンスメントをめぐる諸問題

(1) エンハンスメント

　再生医療、遺伝情報を用いた治療が現実になると、病気、疾患になる前に遺伝情報を用いた予防的措置による行為も想定される。治療目的ではない医学

的介入を一般的にエンハンスメントと呼ぶ。エンハンスメント（enhancement）とは、「強化」「増進的介入」「増強的介入」といわれ、より詳細には「健康の回復や維持のための治療をこえて、能力や機能を高めることを目的に医学的に介入すること」[6]、「健康である人に特定の能力・機能を高めるために、生物医学的テクノロジーを『治療を超えて』健康な人々に使用すること」[7]である。

　例えば、成長ホルモン分泌不全の子どもの低身長の治療として、成長ホルモンを投与することは医学的治療とされる。他方で、他の原因で低身長の子どもや「正常」な子どもに対して成長ホルモンを投与することは、エンハンスメントである。つまり、病気ではない低身長である子どもに成長ホルモンを投与することは、治療を超えた医学的介入なのである。このような治療とはいいがたい生物医学的技術を用いた介入的行為は倫理的に許されるのだろうか。

　ここではエンハンスメントの種類を確認した上で、なぜエンハンスメントの倫理的是非が問題となるのか探っていく。さらに、治療とエンハンスメントについて明確に線引きができるのかという問題から、「健康」とはどのような概念なのか、「病気」は身体的機能不全のみをさすのか。また、病気状態であるよりは、「健康」であった方がよいならば、「健康」は目指すべき価値なのだろうか。「健康」であるべきであると考えると、健康はある種の規範性を帯びる概念であるという問題も導かれる。その際、「健康」「病気」の背景にあるのは規範性を含む意味での「正常」という概念がかぎとなる。

(2)「治療」と「エンハンスメント」、「病気」と「健康」、「正常」と「異常」

　治療とエンハンスメントの概念における問題は、治療とエンハンスメントの概念が対概念にもかかわらず連続性があるため、明確な線引きが難しいとされる。エンハンスメントは医療目的ではない改善的介入とされる[4]。では、治療されるべき「病気」とはどのような概念なのだろうか。治療とは、「病気」である状態から「健康」になることを目指す一連の選択・行為である。この場合、「病気」とは正常な機能の喪失のことである。この失われた機能を正常に回復するのが治療である。では、「健康」とはどのような状態をさすのか。WHO憲章前文では以下のように記されている。

Health is a state of complete physical, mental and social well-being and not merely
the absence of disease or infirmity.
「健康とは、病気ではないとか、弱っていないということではなく、肉体的にも、
精神的にも、そして社会的にも、すべてが満たされた状態にあること」[8]

　このWHOの定義において健康とは身体面以外に、精神面、社会面において
も満足のいく状態であると指摘されていることの意味は、単に体の痛みを取
る、疾患を治癒することだけで健康な状態になるのではないということであ
る。つまり、精神的に満たされた状態、社会の中での居場所といったことも含
まれる。このように、健康という概念は、単に身体の状態のみを指す概念では
ないことがわかる。

　さらに、「健康」「病気」概念の背景には、「正常」「異常」概念がある。「正
常」「異常」概念には、規範性（価値）の問題が含まれている。「正常（normal）」
という言葉は①事実を調べることで判明する平均を指している場合、②秩序に
従うべきという場合の二つの意味がある。治療の目的と一致するのは、②の意
味である。治療の目的という観点からすると、「異常（abnormal）」なものは、
正常ではないものとして排除され、「異常」な状態は「正常」な状態に戻すべ
きであると考えられがちである。

　「健康」は望ましい価値とされ、「健康ではない（病気）」は望ましくない価
値とされる。では、「健康ではない（病気）」状態から「健康」な状態にするこ
とが常に正しいのだろうか。例えば、終末期医療、ホスピスケアでは「健康」
な状態にすることが必ずしも目指されているわけではない。そのようなケアで
は、患者本人の価値判断に従って健康の増進に寄与しなくても、患者の意思を
尊重したケアが行われている。

(3) エンハンスメントの種類

　エンハンスメントがどこを対象としたものかという観点から、身体的エン
ハンスメントと精神的エンハンスメントに分類できる。身体的エンハンスメン
トとは、高性能義足の装着、筋肉増強剤の服用、美容整形、生殖細胞系列の遺
伝子介入がある。他方で、精神的エンハンスメントには、情動を制御する薬

（例えば、「プロザック」）の服用、認知能力を高める薬（例えば、「リタリン」）
の服用がある。精神的エンハンスメントにおいては、認知機能を高めるものは
認知エンハンスメント、感情を制御するものは情動エンハンスメント、さらに
論者によっては道徳的行為を制御するものとしてモラルエンハンスメントとし
て区別する。

　また、エンハンスメントの手段に注目し、外科的エンハンスメント、薬理
学的エンハンスメント、遺伝子操作によるエンハンスメント、工学的エンハン
スメントと区別することも可能である。外科的エンハスメントとは美容整形手
術に代表されるような見た目を変更するものである。しかし、美容整形手術は
見た目を変えることで内面に自信を持つことができるという場合は、果たして
精神的な治療行為になるのか、それともやはりエンハンスメントにとどまるの
だろうか。美容整形手術がすべて外科的エンハンスメントにあたるとはいえな
いかもしれない。薬理学的エンハンスメントは、筋肉増強剤の服用、リタリ
ン、プロザックの服用というように、薬を服用し個人の身体的・精神的能力を
増強するものである。遺伝子操作によるエンハンスメントは、本人に対する一
代限りの体細胞系列への介入と次世代への影響を及ぼす生殖細胞系列への介入
がある。

（4）エンハンスメント反対論

　ここでは三点をあげる。

　第一に、スポーツにおけるドーピングでは、筋肉増強剤が使用されている
が、短期間の筋肉成長を促すが、副作用も多い。このようなドーピングは、身
体的弊害の他にも、どのような点で禁止されるのだろうか。それは、スポーツ
の基本的理念に反するともいわれる。スポーツにおいては、「公正さ」「努力」
「忍耐」「達成（achievement）」という概念に価値があるとされている。ところ
が、ドーピングによるエンハンスメントは、同じ条件下で競争するという機会
の公正さ、過程において努力をすること、忍耐強さ、その結果としての達成感
というものを損なう。

　第二に、エンハンスメントは、人間の本来的在り方、「人間性」・「自然性」

に反する、あるいは人間的条件を変える行為であるという考え方がある。しかし、人間の本性に関する議論を持ち出す場合は、「人間性」、人間的条件とは何かということに答える必要がある。さらに、厄介な問題は、エンハンスメントが従来の「自然性」という概念を逸脱しているため、許容されないという考えである。この場合、「自然性」という言葉で何を指しているのか明確ではない。また、「自然性」と倫理的判断の結びつきが問題である。「自然性」が倫理的判断を導くのであれば、その両者の間をつなぐ理論的根拠が必要である。

　第三に、人間のとらえ方に関する論点である。人間を乳児、老人、病人などからなる弱い存在として捉えるか、もしくは成人男性をモデルとした自己決定をする個人としてとらえるかによってエンハンスメントに対する態度が異なってくるともいえる。前者のように人間を弱い存在として肯定するならば、「普通」以上の能力を身につけるというエンハンスメントの必要性が消失する。

(5) エンハンスメント賛成論

　ここでも三点をあげる。

　第一に、これまでの歴史を振り返ると、人間は絶えず自然を支配することを目指してきた。人体以外の世界である「外なる自然」を対象とし、この世界を解明することを行ってきた。西洋のキリスト教においては、神が創造した世界の仕組みを解明することは神の意図を明らかにすることと一致する。その過程において、人体も人間が探究すべき「内なる自然」であり支配の対象となる。それゆえに、エンハンスメントも病気や障がいを治療することと変わらず、人間の進歩の道筋として理解される。

　第二に、私たちは日常生活においてコーヒーや栄養剤といったものからカフェインを摂取し、集中力を向上させている。では、同じように集中力を向上させるために、リタリンを服用することはどうだろうか。なぜ、コーヒーや栄養剤で集中力を向上させているのに、リタリンを服用して集中力を向上させることはダメなのか。コーヒーとリタリンの差はあるのか。結果主義の立場からすると、これらは手段が異なるだけであり、満足のいく結果が得られるならば、コーヒーを飲もうが、リタリンを服用しようが差異はない。

　第三に、エンハンスメントは既存の経済的格差を是正する可能性があるという点である。例えば、マラソン選手の例を考えてみる。よいタイムを出すためには、本人の努力もさることながら、使用する道具、環境も必要となる。高性能シューズを履くことや高地トレーニングができるためには、経済的支援が必要である。貧しければ、高性能シューズを買うこともできず、高地トレーニングに参加できないだろう。このような既にある不公平な状態で、なぜ筋肉増強剤の服用が禁止されるのだろうか。元来、不公平な状況にあることを認識した上で、その不公平さを解消するために、筋肉増強剤を服用することは認められるのではないか。

　これまでのエンハンスメント反対論、賛成論に対してあなたはどのように考えるだろうか。

注

1)　https://www.mext.go.jp/b_menu/shingi/kagaku/rinri/ki00306.htm#00（2024.2.29 閲覧）

2)　初期化因子または転写因子。

3)　文部科学省　ライフサイエンスの広場　生命倫理・安全に対する取組
　　https://www.lifescience.mext.go.jp/bioethics/hito_es.html（2024.2.29 閲覧）

4)　ゲノム（genome）とはDNAに含まれる遺伝情報である。

5)　シリーズ生命倫理学編集委員会編『シリーズ生命倫理学 11　遺伝子と医療』丸善出版、
　　2013 年、168-187 頁。

6)　浅見省吾／盛永審一郎編『教養としての応用倫理学』丸善出版、2013 年、82 頁。

7)　森下直貴編『生命と科学技術の倫理学　デジタル時代の身体・脳・心・社会』丸善出版、
　　2016 年、81 頁。

8)　日本WHO協会　健康の定義
　　https://japan-who.or.jp/about/who-what/identification-health/（2024.2.29 閲覧）

参考文献

伊吹友秀、児玉聡「エンハンスメント概念の分析とその含意」生命倫理VOL.17 NO.1、2007
　　年。

澤井努『命をどこまで操作してよいのか ― 応用倫理学講義』慶應義塾大学出版会、2021 年。

霜田求編『テキストブック生命倫理　第 2 版』法律文化社、2022 年。

J・S・ミル（塩尻公明、木村健康訳）『自由論』岩波書店、1971 年。

松田純「Enhancement（増強的介入）と「人間の弱さ」の価値」続・独仏生命倫理研究資料集、
　　千葉大学、2004 年、上巻 1-13 頁。

脳死と臓器移植

　医療技術の進歩はめざましいものである。かつては諦めるしかなかった病気も治療可能となり、想像もしなかったような事態も生じている。そもそも脳死が誕生したのも脳死という状態を確認し判定できる技術が開発されたからであり、臓器が移植できるようになったのも外科治療技術の進歩や強力な免疫抑制剤の開発などの成果があったからに他ならない。しかし、技術の進歩は単に医学的・科学的問題であるにとどまらず、それを行うことが許されるのかどうかという善悪を判断する倫理的問題を生じさせるという意味で、その技術を活用する私たち人間の問題へと行き着くのである。

　最初に注意しておきたいのは、脳死臓器移植という言葉がよく使われるが、脳死と臓器移植とは別の問題であるということである。脳死臓器移植は、臓器移植の中の一つの方法にすぎない。そもそも脳死臓器移植が可能となるのは、脳死が人の死として規定されているからである。そうでなければ、脳死臓器移植は、脳死状態の人から臓器を摘出することによって死をもたらす殺人になってしまう。脳死が人の死であるかどうかということは、脳死臓器移植の判断に先行しているのである。したがって、ここでは、まず、脳死と臓器移植を分けて考えていく。

1. 脳死

　脳死について考える際に注意すべきことがある。それは脳死という言葉が二重の意味を有しているということである。一つは脳という臓器が機能停止することであり、これは「脳の死」（脳不全）を意味する。もう一つは脳が機能停止することによって人間が生命を失うということであり、これは「人の死」

を意味する。この二つを分けて考えないと理解や議論が混乱してしまう。したがって、ここでは、脳死と表記した場合は「脳の死」(脳不全)の意味に用いる。「人の死」を意味する場合には「脳死(人の死)」と表記する。

(1) 脳死の種類と定義

1) 脳死の種類

　脳死にはいくつかの種類が存在する。すなわち、脳という臓器がどのような状態であれば、活動を終えたとみなせるのかということである。一つ目は機能死である。これは形は変わらないが、脳の働きが不可逆的に停止している状態である。もう一つは器質死である。これは脳機能だけでなく、脳細胞自体が死んでしまって形が崩れてしまう状態である。「死んだ脳細胞は、酵素の働きにより自分で自分を溶かしてしまうと考えられ、自己融解してしまう」[1]のである。

　脳は主に大脳と小脳と脳幹の三つの部分から成り立っているが、脳のどの部分が機能停止しているかという観点から、脳死は三つに分類できる。一つ目が全脳死である。これは大脳・小脳・脳幹のすべてが不可逆的に機能停止している状態である。日本をはじめ多くの国が採用している脳死判定基準である。二つ目が脳幹死である。これは大脳や小脳の活動に関係なく、体温調節や呼吸などの生命維持機能を司る脳幹が不可逆的に機能停止している状態である。この脳死判定基準はイギリスが採用している。三つ目は大脳死である。これは自己意識や本能などを司る大脳が不可逆的に機能停止している状態である。パーソン論などがこれにあたる(第2章参照)。この大脳死の立場を採用すると、自己意識のない無脳症児や植物状態の人、さらには重度の知的障がい者や認知症者までもが死者に色分けされてしまうことになる。

　なお、よく間違われることもあるが、脳死と植物状態とは異なる。脳死は、全脳死にしても脳幹死にしても脳幹が機能していないのであるが、それに対して植物状態は大脳や小脳はほぼ(人によって程度が異なる)機能していないが、脳幹は機能している状態である。したがって、栄養補給をすれば消化器系が働いて身体に吸収されて排泄も行われる。ただし、意識は失われているので生活

には全介助が必要となる。

2）日本における脳死の定義

　日本における脳死の定義は、1968 年に日本脳波学会の「新潟宣言」で示された四項目（①回復不可能な脳機能の喪失、②脳機能には大脳半球のみでなく脳幹の機能も含まれる、③大脳半球の機能喪失の判定には脳波が有用、④脳波だけから脳幹の機能をうかがうことは困難である）が最初である。ここで注目に値するのは、いち早く脳幹を含めた全脳の機能停止を提示したことや大脳の脳波診断を取り入れたことなどである。

　その後、この定義は 1985 年の厚生省「脳死に関する研究班」に受け継がれて、「脳死とは脳幹を含む全脳髄の不可逆的な機能喪失の状態である」[2] と示された。なお、全脳髄の機能喪失とは、すべての脳細胞が死んだことを意味するものではない。

　さらに、この定義は後述する 1997（平成 9）年の臓器の移植に関する法律（以下、脳死臓器移植法と略記）にも引き継がれて、脳死とは「脳幹を含む全脳の機能が不可逆的に停止」した状態と規定されて、現在でも採用されている。

（2）心臓死と脳死（人の死）の相違

　日本では現在、従来からの死の定義であるいわゆる心臓死と、脳死臓器移植法によって新しく定義された脳死（人の死）の二つの死の定義が存在する。

1）心臓死

　日本においては、人の死としていわゆる心臓死が一般的に用いられており、現在でもこれは変わらない。日本では死亡宣告ができるのは医師（または歯科医師）のみであり、心停止・呼吸停止・瞳孔散大（もしくは対光反射の消失）の三つの徴候をすべて確認できたときに死亡宣告が行われる（三徴候説）。心臓が止まるのに先立つかほとんど同時に呼吸も停止し、血流が止まれば数分で脳も致命的なダメージを受けて機能停止する。ちなみに、心臓という臓器が止まっただけでは心不全であり、人の死にはならない。ニュースで心肺停止状態

と報じられることがあるが、これは心臓と肺（呼吸）は停止しているが、瞳孔散大がまだ確認されていないので死亡ではなく、あくまで心臓と肺（呼吸）が停止状態の人ということである。

2）脳死（人の死）

脳死（人の死）は、後述する臓器の移植に関する法律において、全脳の機能の不可逆的停止と定義されている。したがって、全脳の機能が不可逆的に停止すれば、心臓が動いていても死亡とされる。脳死の場合は心臓死とは異なり、心停止前に脳が機能停止するのだが、脳が機能停止をすればやがて心臓も停止することになる。脳外科医である三井香兒は、「脳死となってから心停止に至るには、通常七日から十日を要しています」[3]と記している。したがって、脳の機能停止から十日も経ればほどなく三徴候がそろうことになるが、脳死（人の死）はその前に死亡宣告がなされるのである。

脳死の発生確率に関して、厚生省「脳死に関する研究班」の班長であった脳神経外科医の竹内一夫は、「ごく大ざっぱにみて、医学先進国においては、脳死の発生率は、全死亡者数の一パーセント弱程度とみてよいだろう」[4]と記している。したがって、脳死はかなり特別な死ということができる。脳死が発生する要因としては、脳出血や脳梗塞などの脳血管疾患や、事故などの頭部外傷などがあげられる。

ノンフィクション作家の中島みちは、脳死（人の死）は誰にでも確認できる三徴候死とは異なり、医師以外には誰にも確認できないゆえに、「脳死とは、見えない死である」[5]と記している。

（3）臓器の移植に関する法律

1990年に「脳死及び臓器移植に係る社会情勢の変化にかんがみ、臓器移植の分野における生命倫理に配慮した適正な医療の確立に資するため」[6]に、総理大臣の諮問機関として「臨時脳死及び臓器移植調査会」（以下、脳死臨調と略記）が設置された。ここでは、①脳死は「人の死」か、②脳死体からの臓器移植はどのように認められるのか、という二点が議論されたが、統一見解に

は至らず、「脳死は人の死である」という多数意見と「脳死は人の死ではない」という少数意見の両論が併記された[7]。その後、この脳死臨調の答申の多数意見を受けて超党派の議員連盟による立法活動が繰り返され、1997年に修正を経て「臓器の移植に関する法律」が制定された[8]。

　この法律の制定によって、脳死状態の人は法的脳死判定後に「脳死体」とされ、脳死下での臓器移植が可能となった。脳死下での移植が可能となった臓器は、「心臓、肺、肝臓、腎臓、眼球」（脳死臓器移植法第五条）と「膵臓、小腸」（臓器の移植に関する法律施行規則第一条、以下施行規則と略記）の全部で七つである。

　臓器提供に関しては、以下の二つの場合に可能となる。一つ目は、本人の書面による意思表示である。これは「『臓器の移植に関する法律』の運用に関する指針（ガイドライン）」にて、15歳以上が有効とされている。さらには、遺族が拒否の意思を示さないときという条件が加わる。二つ目は少しわかりづらい表現となっているが、端的にまとめると、本人が意思表示を何もしていない場合には遺族が書面による意思表示をすれば臓器提供できるということである。これにより、本人が拒否の意思を示していない限り、15歳未満であっても家族の書面による同意で臓器提供できるようになり、臓器提供の年齢制限が事実上撤廃された。

> 　死亡した者が生存中に当該臓器を移植術に使用されるために提供する意思を書面により表示している場合であって、その旨の告知を受けた遺族が当該臓器の摘出を拒まないとき又は遺族がないとき。　　　　　（脳死臓器移植法第六条の一）

> 　死亡した者が生存中に当該臓器を移植術に使用されるために提供する意思を書面により表示している場合及び当該意思がないことを表示している場合以外の場合であって、遺族が当該臓器の摘出について書面により承諾しているとき。
>
> 　　　　　　　　　　　　　　　　　　　（脳死臓器移植法第六条の二）

1）臓器の移植に関する法律における脳死の定義

　脳死臓器移植法において、脳死とは脳幹を含む全脳の不可逆的な機能停止とされている。なお不可逆的とは、「逆になる可能性がないこと」であり、別

言すれば決して回復しないことを表している。

　　「脳死した者の身体」とは、脳幹を含む全脳の機能が不可逆的に停止するに至っ
　　たと判定された者の身体をいう。　　　　　　　（脳死臓器移植法第六条の二の2）

2）臓器の移植に関する法律における脳死判定基準

　脳死の判定基準に関しては、施行規則第二条の2の二に記されている。こ
れは後述する厚生省「脳死に関する研究班」の脳死基準をほぼ踏襲している。
まとめると以下の六項目となる。⑥に関しては、最初の確認が「第一回目の法
的脳死判定」となり、6時間経過後の確認が「第二回目の法的脳死判定」とな
る。なお、この第二回目の法的脳死判定の終了時刻が死亡時刻となる。もし判
定の最中に一つでも変化が見られれば、法的脳死判定は即座に中止される。

　①深昏睡
　②瞳孔が固定し、瞳孔径が左右とも4ミリメートル以上であること
　③脳幹反射の消失（対光反射、角膜反射、毛様脊髄反射、眼球頭反射、前庭
　　反射、咽頭反射及び咳反射）
　④平坦脳波
　⑤自発呼吸の消失
　⑥上記の①〜⑤が全て確認された後、少なくとも6時間（6歳未満の場合は
　　24時間以上）を経過した後に①〜⑤までを再確認する。

3）臓器の移植に関する法律の改正点

　1997年の最初の脳死臓器移植法（以下、旧法と略記）と2009年に改正さ
れた改正脳死臓器移植法の大きな違いは、次の4点である（表4-1参照）。①
脳死が一律に人の死となった、②遺族の意思によって臓器提供できるように
なった、③親族への優先提供が可能となった、④臓器提供の年齢制限が撤廃さ
れた、である。

　①に関しては、旧法では臓器提供する場合に限って脳死判定がなされて脳

死が認められたのであるが、改正脳死臓器移植法では臓器提供しようがしまい
が法的脳死判定を受けたら脳死（人の死）であるとされたので、実質的に脳死
が人の死ということになった。②に関しては、旧法では本人の書面による意思
表示が必須であったが、これが示されていない場合には遺族の書面による意思
表示で臓器提供が可能になることという項目が新設されたために、臓器提供が
可能となった。ただし、本人が拒否の意思を示している場合には、家族が書面
によって臓器提供を申し出ても臓器提供はなされない。③に関しては、「『臓
器の移植に関する法律』の運用に関する指針（ガイドライン）」の「第2 親族
への優先提供の意思表示等に関する事項」において、親族に対し臓器を優先的
に提供する意思を書面により表示できることが新しく追加された。また、留意
事項において、親族へ臓器を優先的に提供しようとした自殺を防止するため
に、自殺した際の臓器の親族への優先的なあっせんは行われないこととされて
いる。④に関しては、書面による意思表示が有効とはならない15歳未満の者
は、拒否の意思表示をしていない限り意思表示をしていないものとみなされ
て、家族の書面による意思表示で臓器提供が可能となった。これは事実上の年
齢制限の撤廃である。この改正には、後述する2008年のイスタンブール宣言
での臓器提供の自給自足ルールが影響している。

表 4-1　脳死における臓器の提供に関する法律の新旧の相違

	旧脳死臓器移植法	改正脳死臓器移植法
本人の意思表示	書面で必要	なくてもよい
家族の意思表示	必要（不拒否）	書面で必要
親族への優先提供	×	○
15歳未満への移植	×	○（制限なし）

(筆者作成)

（4）脳死の判定基準

　脳死の判定基準は、第一義的には脳の死（脳不全）を定めるものであり、こ
れは医学的な客観的事実に他ならない。つまり、どういう状態であれば脳とい
う臓器の機能停止を判定できるかを図る物差しなのである。したがって、「脳

の死が人の死であるか」ということとは別問題である。しかし、もし「脳の死が人の死」であるとされるならば、脳死判定は生と死の絶対的な分水嶺となるゆえに深刻性を帯び、さらなる厳格性と慎重性が加味されることとなる。

1）ハーバード基準

　1967年12月に世界で最初の心臓移植が南アフリカでクリスチャン・バーナード（Cristiaan Barnard）医師によって実施されたのだが、その翌年の1968年8月にハーバード大学医学部特別委員会が、「不可逆的昏睡の定義」という論文にて、世界で初めて脳死の判定基準を発表した[9]。その理由を端的に述べれば、①不可逆的昏睡は知性を永遠に失った患者にとっても重荷となり、家族にとっても重荷となり、昏睡状態の患者にベッドを占領されてしまう病院にとっても重荷となるからであり、②死の古い基準（心臓死）のままでは移植のための臓器の獲得に逆効果となるからである。そこで一歩踏み込んで、不可逆的昏睡を死の新しい定義として提案したのであった。

　ハーバード大学医学部特別委員会によって示された脳死の基準（ハーバード基準）は以下の四つである。

　①無感覚と無反応
　②運動消失または呼吸消失
　③反射消失
　④平坦脳波
　※これらのテストを少なくとも24時間以上経ってから繰り返す。

2）日本の脳死判定基準

　日本においては、後述する1968年8月の和田移植を受けて、日本脳波学会が同年10月に「脳波と脳死に関する委員会」を設置して議論を重ね、1974年に日本で最初の脳死判定基準（正式には「脳の急性一時性粗大病変における脳死の判定基準」）を公表するに至った。このときの基準は以下の六項目である。

　①深昏睡
　②両側瞳孔散大、対光反射および角膜反射の消失
　③自発呼吸停止
　④急激な血圧降下とそれにひき続く低血圧
　⑤平坦脳波
　⑥以上①～⑤の条件が揃った時点より六時間後まで継続的にこれらの条件
　　が満たされている[10]

　その後、1983年に当時の厚生省が「脳死に関する研究班」を組織し、各国の基準や研究班の調査結果に加えて新しい知見も踏まえ、日本脳波学会の基準を改変して、1985年12月に日本で最初の公的基準（竹内基準）が設けられた。これらの項目が現在の法的脳死判定にもそのまま取り入れられていることからも、判定基準としてかなりしっかりしたものであったと評価できるだろう。この脳死判定基準に対して、研究班の班長であった脳神経外科医の竹内　夫は、「新しい厚生省基準は、あくまで、脳幹を含めたすべての脳の機能が失われた脳死状態を判定するための基準であって、脳死を個体の死として認めるという、『新しい死の概念』を提唱しているのではない」[11]と記している。

　①深昏睡
　②自発呼吸の消失
　③瞳孔の固定（瞳孔径左右とも4mm以上）
　④脳幹反射の消失
　⑤平坦脳波
　（①～⑤のすべてが揃った場合に、正しい基準を守り、脳波が平坦であることを確認する。30分間にわたり記録する）。
　⑥時間経過
　（①～⑤の条件が満たされた後、六時間経過をみて変化がないことを確認する。二次性脳障害、6歳以上の小児では、6時間以上の観察期間をおく）。[12]
　※上記の判定者は、「脳死判定に充分な経験を持ち、移植と無関係の医師が

少なくとも二人以上で判定する」と付記されている。

この厚生省の判定基準に対して、批判の声を上げたのはジャーナリストの立花隆である。彼はこの判定基準では脳の機能停止を判定するのは難しいと疑問を呈し、そもそも機能停止は死そのものとは異なると述べて、脳の器質死を判定基準とすべきだと主張した[13]。

(5) 長期脳死

長期脳死とは脳死状態になっても 30 日以上心臓が停止しない状態のことである。長期脳死は 1997 年に小児神経内科医のアラン・シューモン（Allan Shewmon）の論文[14]にて、脳死後すぐに心停止に至らない症例があることが発表されて大きな注目を集めた。論文では 175 例が少なくとも一週間以上心臓が動いており、44 例は 1 カ月以上心臓が動いていたことが記されている。日本でも小児の症例において、「脳死とされうる状態」と診断されてから、数カ月から数年（平均 111 日）にわたって長期生存している症例が報告されている[15]。特に小児の場合は生命力の強さがあり、未知の部分も多いので慎重な対応が求められる。長期脳死の存在は、脳死状態になるとやがて確実に心停止に至る（救命の見込みがない）という脳死の前提や、脳死になれば身体の統合性は失われるという仮説を崩すものとなる。

脳死と診断されてから一年九か月生き続けた娘を看取った母の言葉は、脳死が人の死であるかどうかという問題を私たちに深く考えさせる。

> 私は、人が生死のはざまに置かれ、旅立っていく瞬間を看取ったのはこれが初めてでした。ぬくもりのある体から、徐々に冷たくなっていく体の変化を見た時、これがまさに「人の死」なのだと実感しました。そしてもうひとつ私の中で確実になったのは、脳死と宣告されてからの一年九か月間、娘は確かに生きていた、という事実です。[16]

（6）「脳死は人の死であるか」をめぐる議論

「脳死は人の死であるか」に対してどのような立場をとるにせよ、そこにはかけがえのない人間の生命（生と死）がかかっているがゆえに、もっともな論拠がなくてはならない。法律では脳死は人の死とされているが、それはあくまで現時点での法律の領域でのことであって、哲学・思想の領域ではいまだにこの問題についての議論は冷めることがないのである。

1）「脳死は人の死である」とする主張

代表的な学説として挙げられるのは、パーソン論である（第2章参照）。これは自己意識要件によって人格であるかどうかを判断し、人格であるならば生存権を認めるという考え方である。脳死者は全脳が機能停止しているのだからもはや自己意識は消失しており、人格とはみなされないので、脳死は人の死であると主張する。人格論者であるマイケル・B.グリーン（Michael B. Green）とダニエル・ウィクラー（Daniel Wikler）は「脳が死ねば、それがいつもの身体に住もうが他のどこにいようが、その脳を持つ人格も死ぬ」[17]と主張する。

次に挙げる学説は、最優位臓器説である。これは1981年に「医学および生物医学、行動科学に関する倫理問題研究のための大統領委員会」（アメリカ）によって示された「死を決定するときの医学的、法律的、倫理的な問題についてのレポート」である。このレポートでは、生命活動とは主要な臓器システムの機能を統合することであり、呼吸や循環が統合を失ったときに死に至ること、この統合機能を担っているのが脳であること、すなわち「脳だけが有機体全体に直接に影響を与えることができる」と述べられている。

最後にあげる学説は、立花隆によって主張された代替不可能論である。臓器移植や人工臓器の登場で、心臓が止まっても他者の心臓や器械で置き換えられるようになったので、もはや心臓の停止は個体死を示すものではなくなった。脳だけは唯一代替できない臓器であるので、脳死のみが個体死としてふさわしいと主張する。彼は以下のように述べている。

　　脳は、他の臓器と同列に置かるべき「単なる一つの臓器」ではない。それは、個々

の人間のアイデンティティの最終的なより所たる臓器であり、その意味において、他の臓器と同列にならべることができない一段上の臓器である。[18]

2）「脳死は人の死ではない」とする主張

　代表的な学説としてあげられるのは、ハンス・ヨナス（Hans Jonas）の全人論である。生と死の境界を私たちは知っていないのであるから、その人が完全に死んではいないと考えられる限りは、できるだけ生きている可能性に加担するべきであると彼は主張する。脳は確かに人格の同一性を担っていると脳の重要性を認めた上で、肉体全体も私自身であり、私の同一性にとってかけがえのないものであると主張する。彼は以下のように述べている。

　　たとえ人格性の高度な諸機能は脳のうちに座を持つとしても、私の同一性は生命
　　体全体の同一性である。そうでなければ、どのようにして1人の男は1人の女
　　を―単に彼女の脳をではなく―愛することができるのであろうか。そうでなけれ
　　ば、どのようにしてわれわれは顔という側面に夢中になることができるのであろ
　　うか。[19]

　次にあげるのは、関係論である。これは死にゆく者のみに死を帰属させるのではなく、死にゆく者と残される者（看取る者）との関わりの中で死を位置づけようとする立場である。科学史家である小松美彦は、「脳死という判定基準としての死は、死を死者にのみ帰属させ、看取る者を置き去りにし、死の多様な側面を切り捨てるものにほかならない」[20] と述べ、死は脳死判定によって示される一点としての死亡に還元されてはならず、死にゆく者と看取る者との間で共鳴するものであると主張する。

　また、生命倫理学者の森岡正博は、私たちが脳死者を「脳死の人」として認識しており、この「脳死の人」を中心にして私たちはお互いに人間関係を築くということを指摘した。「『脳死』とは、『脳の働きの止まった人』の脳の中にあるのではなく、その人を取り巻く人間関係の場の中にある」[21] と主張し、脳死の本質を脳機能の不可逆的停止という一点ではなく、人間関係の中に見いだしている。

　さて、あなたはこれらのどの学説に説得力があると受けとめるだろうか。そして、いかなる論拠をもって「脳死は人の死である／ない」と主張するのだろうか。

3) 人称による視点

　「脳死は人の死であるか」について考える際に、もう一つ見逃してはならないのが人称の視点である。死の人称に関しては、フランスの倫理学者のウラジミール・ジャンケレヴィッチ（Vladimir Jankélévitch）が最初に指摘した観点である。私の自身の死は「誰かの死」とはまったく異なっており、世界を覆す死であり、その種のものでは唯一であるとして彼は「死の実感」に着目し、これを特別に位置づけ、人間の死のあり方を人称という観点から考察したのである。例えば、私が死ぬということは私にとってこの世界から一人の人間がいなくなるということではなく、私と一緒に世界そのものやすべての人々が消え去ることを意味しており、すべてを無化してしまうということなのである。

　このような死の人称の観点から考えると、おそらくほとんどの人は「自分が脳死になったら、死として認めてもらうことにまったく抵抗ない」と考えるだろう。私が死んだらすべてが霧消してしまうので、どうなっても構わないという思いなのである。しかし同時に、「家族が脳死になったら、意識はなくてもいいからそこに居続けて欲しい」と考え、脳死を決して死とは認めない人もでてくる。なぜなら、家族の死によって私が消え去るわけではないが、私にとって家族の死は自身の半分を失ったも同然であり、悲しみや辛さに耐えきれないと思われるからである。しかし、これでは「脳死が人の死であるか」という普遍的な答えを導くことはできない。すなわち、自分であろうが家族であろうが他人であろうが、「脳死が人の死であるか」という公正・平等の観点で考えることが大切であり、ここがこの問題の難しいところでもある。

2. 臓器移植

臓器移植とは、機能しなくなった臓器の代わりに他の臓器を移植することによって置き換える置換外科の領域における治療法である。日本では、1956（昭和 31）年に新潟大学で楠隆光教授が急性腎不全の 30 代の男性患者に他者から摘出した出血のある腎臓を一時的に移植したのが最初である。世界では、1963 年にアメリカでトーマス・スターツル（Thomas Starzl）医師（臓器移植の父と呼ばれる）による世界初の肝臓移植が行われ、1968 年に南アフリカでクリスチャン・バーナード医師による世界初の脳死下での心臓移植が行われた。

臓器提供者をドナー（donor）と呼び、臓器移植者をレシピエント（recipient）と呼ぶ。

自分自身の臓器提供を希望する場合には、免許証やマイナンバーカードの裏側などに記されている意思表示カード（図 4-1）に意思を記載すればよい。ここには臓器提供の意思だけでなく、拒否の意思も記すことができる。

日本の場合の意思表示の仕方は、同意する際に yes の意思表示をする同意表示方式（opt in）であり、アメリカやイギリス、ドイツ、韓国などで採用されている。これは臓器が本人に帰属するという考え方だが、ドナーの数は制限される。それに対して、フランスやオーストラリア、スペイン、ベルギーなどで採用されているのは拒否の際に no の意思表示をする拒否表示方式（opt out）である。これは臓器が社会資源だとする考え方であり、ドナーの数は増加する。

日本で臓器移植を希望する場合には、主治医に相談の上で移植施設を選択し、受診するとインフォームド・コンセント後に施設による検討がなされ、日本臓器移植ネットワークに登録

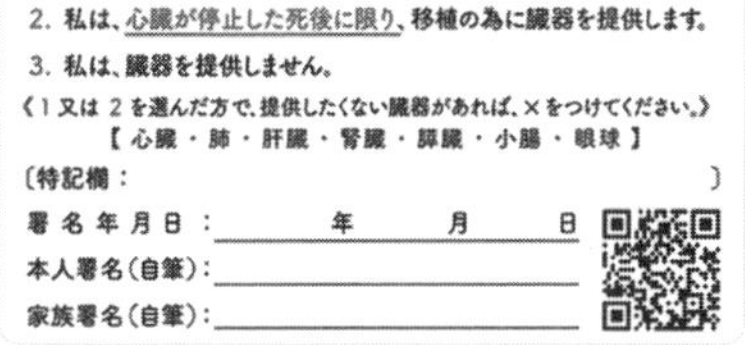
《1．2．3．いずれかの番号を◯で囲んでください。》
1．私は、脳死後及び心臓が停止した死後のいずれでも、移植の為に臓器を提供します。
2．私は、心臓が停止した死後に限り、移植の為に臓器を提供します。
3．私は、臓器を提供しません。
《1 又は 2 を選んだ方で、提供したくない臓器があれば、× をつけてください。》
【 心臓 ・ 肺 ・ 肝臓 ・ 腎臓 ・ 膵臓 ・ 小腸 ・ 眼球 】
〔特記欄：　〕
署名年月日：　年　月　日
本人署名（自筆）：
家族署名（自筆）：

図 4-1　臓器提供意思カード

される。ここはレシピエントの選定を一手に引き受ける日本で唯一の機関となっている。

　実際に移植手術を受ける際には、ドナーには費用負担が生じないが、レシピエントには、①移植手術費、②入院費、③臓器運搬費、④摘出医師派遣費、⑤コーディネート経費（10 万円）の費用が必要になる。しかし、基本的に保険が適用され、さらに高額療養費制度を利用すれば、自己負担が抑えられる。

　レシピエントは移植によって学校や会社に通えるようになったり、スポーツができるようになったりとQOL（Qality Of Life：生命・生活の質）が飛躍的に向上するが、拒絶反応が起こるため、生涯にわたって免疫抑制剤を飲み続けなくてはならない。そのため身体の抵抗力が低下するので、感染症に注意しなくてはならず、副作用とも闘っていかなくてはならない。したがって、身体的ケアだけでなく、精神的ケアも継続的に行われる必要がある。

（1）臓器移植の種類

　臓器移植には、生体から生体へと臓器が移植される生体移植と、死体から生体へと臓器が移植される死体移植の二種類が存在する。さらに死体移植には、心停止後の死体から臓器移植がなされる心臓死臓器移植と脳死体から臓器移植がなされる脳死臓器移植の二つがある。

1）生体臓器移植

　生体臓器移植がなされる場合には、当然ながら移植後もドナーが生存し、そのQOLが損なわれるようなことがあってはならない。そうでなければ、無危害の原則（第 7 章・第 8 章参照）に違反することになってしまう。「臓器の移植に関する法律」の運用に関する指針（ガイドライン）の第 13 の 1 においては、「生体からの臓器移植は、健常な提供者に侵襲を及ぼすことから、やむを得ない場合に例外として実施されるものであること」[22]と記されている。日本移植学会の日本移植学会倫理指針においても、「健常であるドナーに侵襲を及ぼすような医療行為は本来望ましくない」[23]と記され、対象も親族に限定されている。具体的に移植可能な臓器は、肝臓の一部、肺の一部、腎臓の一つな

どである。

　また、生体移植には、移植を受けたレシピエントから摘出された臓器を第二の患者に移植するドミノ移植もある。2006 年には宇和島徳州会病院の医師が、患者から摘出した病気の腎臓を腎臓移植が必要な患者に移植するといういわゆる病腎移植が発覚して大きな問題となった。この事件を踏まえて現在では、「臓器の移植に関する法律」の運用に関する指針（ガイドライン）の第 13 の 8 において、「医学・医療の専門家において一般的に受け入れられた科学的原則に従い、有効性及び安全性が予測されるときの臨床研究として行う以外は、これを行ってはならないこと」[24] と記されている。

2）死体臓器移植

　死体から臓器を摘出することは、刑法第 190 条の死体損壊罪に該当することになるが、1958 年に「角膜移植に関する法律」が制定され、遺族の書面による承諾のもとに心臓死の後に死体から眼球を摘出できることができるようになった。1979 年には「角膜及び腎臓の移植に関する法律」によって臓器摘出が腎臓にも適用され、1997 年には「臓器の移植に関する法律」が制定され、脳死の後に心臓・肺・肝臓・すい臓・その他厚生省令で定める臓器・眼球が摘出可能となった。

　日本臓器移植ネットワークの移植待機リストに登録されている希望者数、各臓器の平均待機日数、各臓器の移植後の 5 年生存率は、表 4-2 の通りである。ここから明らかとなるのは、臓器提供の少なさである。腎臓にいたっては、約 15 年待たなければ移植できない状況となっている。また、心臓に関しては、補助人工心臓を装着して約 3 年半にわたって移植の日を待つことになるので、先の見えない大きなストレスを抱えながら、ベッドで安静を強いられつつ健康管理に努めなければならない[25]。この身体的・精神的ストレスは相当なものとなる。したがって、看護をはじめとするケアが欠かせない。

　移植後の 5 年生存率の高さが示しているのは、高度な医療技術と医療者の弛まない努力、そして「貴重な臓器を絶対に無駄にしない」という強い思いである。提供された貴重な臓器をしっかりとレシピエントの体内で生かすための

表4-2　臓器移植待機者の状況（2023年9月末現在）

臓器	登録者数	平均待機日数	移植後5年生存率
心臓	876人	1364.7日	92.0%
肺	568人	925.7日	74.2%
肝臓	366人	466.3日	84.1%
すい臓	151人	1221.4日	92.0%
腎臓	14102人	5396.0日	91.2%
小腸	9人	297.3日	75.7%

※日本臓器移植ネットワーク『ニュースレター』Vol.27（2023年）のデータをもとにして筆者作成

最善の取組みが日々なされている。

3）心臓死臓器移植

　心臓死臓器移植は、心停止の後に行う臓器移植であり、提供できる臓器は腎臓・すい臓・眼球の三つである。日本人の大多数が心臓死を迎えるのであるから、これは私たち一人ひとりの考えや死生観が問われる事柄となる。

　日本で最初に行われた心臓死臓器移植は、1964年に千葉大学の中山恒明教授が胆道閉鎖症の生後五カ月の男児に、死産児の肝臓を移植した事例である。しかし、患児は術後12日目に死亡した。

　心停止後の臓器移植の現状としては、コロナ以前はおよそ年間30件前後、コロナ後の2022年では15件であった[26]。

4）脳死臓器移植

　脳死臓器移植は、脳死下での臓器移植であり、脳は機能停止しているが心臓は動いているので、提供できる臓器数が大幅に増える。心臓死臓器移植で提供可能な腎臓・すい臓・眼球の三つに加えて、心臓・肝臓・肺・小腸の四つも提供可能になる。

　ここで考慮すべきは、虚血許容時間である。これは臓器摘出のためにドナーの身体内での臓器の血流を止めてから、移植後にレシピエントの身体内で

臓器の血流が再開されるまでの時間であり、臓器摘出手術・臓器搬送・臓器移植手術がすべて含まれる。心臓が最も繊細で 4 時間、肺が 8 時間、肝臓や小腸が 12 時間、腎臓やすい臓が 24 時間である。

　また、各臓器の望ましい提供可能年齢は、医学的判断で年齢が前後することもあるが、心臓が 50 歳以下、すい臓と小腸が 60 歳以下、肺と腎臓が 70 歳以下、とされている。

　レシピエント選択基準は各臓器ごとに定められているが、概ねどの選択基準においても、適応条件（血液型・サイズ・抗体反応・虚血許容時間）に合致した上で、優先順位（親族、医学的緊急度・年齢・待機日数など）を総合的に考慮してコンピューターが導き出すようになっている。

　脳死臓器移植の現状に関しては、2023（令和 5）年 12 月 26 日現在において、脳死臓器移植法成立以後の累計で 1,024 例の臓器提供があり、累計で 4,468 件の臓器移植が実施された[27]。

（2）和田移植

　和田寿郎医師は、1968 年 8 月に札幌医科大学にて日本で最初の心臓移植手術を実施した。彼はそれまで心臓外科の発祥地であり最前線でもあったミネソタ大学で心臓外科医としての腕を磨いてきた。その後に帰国して札幌医科大学で胸部外科教室を開設し、主任教授として体制を整えた。そんな中で小樽の海岸で海水浴中に溺れて意識不明のＹさん（当時大学 3 年生）が緊急搬送されてきた。救命処置を施したが蘇生不可能な状態だった。その後、自発呼吸が停止し平坦脳波になり、Ｙさんのご両親に臨終を告げた。同時期、心臓弁膜症で入院していた 18 歳のＭさんがいた。和田医師はＹさんの心臓をＭさんに移植することを考え、双方の両親にインフォームド・コンセントを行った。どちらからも承諾が得られ、Ｙさんの臨終を告げてから 4 時間後に日本で最初の脳死下での心臓移植が行われた。これは「二つの死から一つの生を生み出そうとするもの」[28]であった。Ｍさんは一時歩けるまでに回復するが、83 日後に急性呼吸不全で死去した。

　Ｍさんの死後、彼は殺人罪で起訴されることになった。結局不起訴となっ

たが、Yさんの死の判定は正しかったのか、そもそもMさんに心臓移植手術の必要はあったのか、インフォームド・コンセントの仕方は適切であったのかなど、多くの疑問が投げかけられた。和田移植は日本の医療において大きな一歩を踏み出したことは間違いないが、同時に一種の社会的トラウマとなったこともまた事実である。

(3) イスタンブール宣言

　2008（平成20）年に国際移植学会（TTS）は、国際連合による世界人権宣言に基づいて、移植医療の重要性と意義を示しつつ、移植ルールの公正化を図るために、「臓器取引と移植ツーリズムに関するイスタンブール宣言」[29]を制定した。ここでは、六つの原則と二つの提案が記されている。この宣言の主な内容は、①臓器移植の適正化、②臓器移植の自給自足ルール、③臓器取引と移植ツーリズムの禁止、という三点に集約できる。

(4) 異種移植

　深刻な臓器不足を補うための選択肢として有力なものと考えられているのが異種移植である。異種移植とは、異なった種の間での臓器移植のことである。例えば、ヒトとブタ、サルとマウスの間での移植などが挙げられる。異種移植の実現によってドナー不足が解消されるだけでなく、それに伴ってレシピエントの優先順位や移植ツーリズムなどの問題が解消されることが期待される。

　しかし、同時に大きな問題が横たわっていることもまた事実である。最も重大なのは拒絶反応である。ヒトにとってはチンパンジーやヒヒなど種差の小さいものからの移植の方が拒絶反応は比較的緩やかであるが、これらが国際保護動物であるという点やHIVなどの重大な感染症の危険の可能性がある。したがって、現在では拒絶反応を減らすために遺伝子工学を駆使してヒト遺伝子を組み込んで遺伝子改変したブタ（トランスジェニック動物）が用いられている。1970年代以降に用いられるようになったシクロスポリンや1992年に日本で開発されたタクロリムスなどの強力な免疫抑制剤も登場したが、これは免

疫機能全体を下げることにもつながってしまうので一長一短である。

　2022 年にはメリーランド大学（アメリカ）にて、世界で初めて遺伝子改変したブタの心臓が人間に移植され、患者が 2 カ月間生存したことが報道された（『朝日新聞』朝刊、2023 年 3 月 10 日付）。さらに 2023 年には、同じくメリーランド大学で同様の遺伝子改変ブタから人間への 2 例目の心臓移植が実施された（患者は 6 週間後に合併症で死亡）。

(5) 臓器移植における当事者の思い

　臓器移植には複数の当事者が存在する。まずはドナーである。そしてそのドナーの家族、さらにはレシピエントである。三者ともに大きな苦悩と決断が課されることとなる。「死人に口なし」とはいわれるが、亡くなってしまうドナーの声はかき消されてしまいがちである。ドナーもその家族もレシピエントも「一つのいのち」であることに大差がない。臓器移植は「いのちのリレー」という言葉で美化されることも多いのだが、その裏にある各当事者の声に丁寧に耳を傾け、その思いを理解して寄り添うケアが求められる。

　自らの意思でドナーとなることを選んだ人は「臓器を待っている人の役に立ちたい」という強い思いをもっている。その一方で、ドナー家族の思いは複雑である。「体にこれ以上傷を付けられたくない」という思いや「このまま全てを灰にするのではなく、この世のどこかで娘が動いていてほしい」[30] という思いなどが交錯しうるのである。また、「息子の意思を尊重して、臓器提供をいたします」[31] という言葉のように、本人の最後の願いを叶えることが家族の務めであるという思いもあるだろう。それに対してレシピエントは、生きられる喜びに満たされるのはもちろんであるが、「私の幸せは誰かの大切な人の死と、それを悲しむご家族の上に成り立っている。悲しんでいる人がいるのに良かったなんて言えない」[32] という葛藤を抱くことも少なくないのである。

注
1)　三井香兒『脳死がわかる本 ― 脳死と植物状態の違い ―』日本メディカルセンター、1992年、69 頁。

2)　厚生省死に関する研究班「脳死の判定および判定基準」、『日本医師会雑誌』第 94 巻第 11 号所収、1985 年、1950 頁。

3)　前掲 1、15 頁。

4)　竹内一夫『脳死とは何か 基本的な理解を深めるために』講談社、1987 年、64 頁。

5)　中島みち『見えない死 ― 脳死と臓器移植』文藝春秋、1985 年、9 頁。

6)　臨時脳死及び臓器移植調査会設置法 第一条。

7)　臨時脳死及び臓器移植調査会「脳死及び臓器移植に関する重要事項について（答申）」、『ジュリスト』第 1001 号所収、1992 年、34-51 頁。

8)　この経緯については、以下を参照のこと。

　　中島みち『脳死と臓器移植法』文藝春秋、2000 年。

　　梅原猛『脳死は本当に人の死か』PHP 研究所、2000 年。

9)　A Definition of Irreversible Coma: Report of Ad Hoc Committee of the Harvard Medical School to Examine the Definition of Brain Death, *JAMA*, Vol.205, No.6, 1968, pp. 337-340.

10)　植木幸明「脳の急性一次粗大病変における『脳死』の判定基準」、『日本医事新報』第 2636 号所収、日本医事新報社、1974 年、34 頁。

11)　前掲 4、78-79 頁。

12)　厚生省「脳死に関する研究班」昭和 60 年度研究報告書、厚生省、1985 年、16-17 頁。

13)　立花隆『脳死』中央公論社、1988 年、526-542 頁。

14)　D. アラン・シューモン（小松真理子訳）「長期にわたる『脳死』― メタ分析と概念的な帰結」、『科学』第 78 巻 8 号所収、岩波書店、2008 年、885-899 頁。

15)　菅健敬他「脳死とされうる状態と判断されてから長期生存している低酸素性虚血性脳症の小児 4 症例」、『日本救急医学会雑誌』第 31 巻第 9 号所収、2020 年、397-403 頁。

16)　中村暁美『長期脳死 娘、有里と生きた一年九カ月』岩波書店、2009 年、104 頁。

17)　マイケル・B. グリーン、ダニエル・ウィクラー「脳死と人格の同一性」、加藤尚武、飯田亘之編『バイオエシックスの基礎　欧米の「生命倫理」論』所収、東海大学出版会、1988 年、254 頁。

18)　前掲 13、527 頁。

19)　前掲 17、ハンス・ヨナス「死の定義と再定義」、233 頁。

20)　小松美彦『死は共鳴する 脳死・臓器移植の深みへ』勁草書房、1996 年、83 頁。

21)　森岡正博『増補決定版 脳死の人 生命学の視点から』法藏館、2000 年、9 頁。

22)　「臓器の移植に関する法律」の運用に関する指針（ガイドライン）。

　　https://www.mhlw.go.jp/bunya/kenkou/zouki_ishoku/dl/hourei_01.pdf（2024.1.3 閲覧）

23)　一般社団法人 日本移植学会「日本移植学会倫理指針」。

　　http://www.asas.or.jp/jst/about/doc/info_20210918_1.pdf（2024.1.3 閲覧）

24)　前掲 22。

25）山中源治・井上智子「補助人工心臓と共に生きる：心臓移植待機者の体験と看護支援への示唆」、『日本クリティカルケア看護学会誌（Journal of Japan Academy of Critical Care Nursing）』第 10 巻第 1 号、2014 年、28-40 頁。

26）公益社団法人 日本臓器移植ネットワーク

　HP：https://www.jotnw.or.jp/data/offer.php?year=2022（2024.1.3 閲覧）

27）同上。https://www.jotnw.or.jp/data/offer_brain.php（2024.1.5 閲覧）

28）和田寿郎『あれから 25 年「脳死」と「心臓移植」』かんき出版、1992 年、107 頁。

29）一般社団法人 日本移植学会

　HP：http://www.asas.or.jp/jst/pdf/istanblu_summit200806.pdf（2024.1.3 閲覧）

30）日本臓器移植ネットワーク「think transplant」vol.44。

　https://www.jotnw.or.jp/files/product/TT44.pdf（2023.1.4 閲覧）

31）同上、「think transplant」vol.13。

　https://www.jotnw.or.jp/files/import/think_pdf/vol13.pdf（2024.1.4 閲覧）

32）同上、「think transplant」vol.28。

　https://www.jotnw.or.jp/files/import/think_pdf/ttvol.28.pdf（2024.1.4 閲覧）

参考文献

梅原猛『脳死は本当に人の死か』PHP 研究所、2000 年。

倉持武・長島隆編『生命倫理コロッキウム 2 臓器移植と生命倫理』太陽出版、2003 年。

小松美彦『死は共鳴する 脳死・臓器移植の深みへ』勁草書房、1996 年。

竹内一夫『脳死とは何か 基本的な理解を深めるために』講談社、1987 年。

立花隆『脳死』中央公論社、1988 年。

中島みち『見えない死 ― 脳死と臓器移植』文藝春秋、1985 年。

中島みち『脳死と臓器移植』文藝春秋、2000 年。

三井香兒『脳死がわかる本 ― 脳と植物状態の違い ―』日本メディカルセンター、1992 年。

森岡正博『増補決定版 脳死の人』法藏館、2000 年。

和田寿郎『「脳死」と「心臓移植」あらから 25 年』かんき出版、1992 年。

ウラジミール・ジャンケレヴィッチ（仲沢紀雄訳）『死』みすず書房、1978 年。

グレゴリー・E・ペンス（宮坂道夫・長岡成夫訳）『医療倫理 2 よりよい決定のための事例分析』みすず書房、2001 年。

安楽死と尊厳死

> 私自身、《生きる》ことに対して諦めているわけではないのです。ただ、テンコ
> 盛りの苦痛を感じながら、周りの人間にも多大な労をかけ、生きていくその意味
> をどうしても見いだせないでいるのです。[1]

　これはスイスで死ぬことを選んだ日本人女性（51 歳）の言葉である[2]。彼
女は神経難病のために体のあちこちに痛みを感じ、次第に呂律が回らなくなっ
て話せなくなり、指も思うように動かせず、移動も排泄も困難になっていく毎
日を過ごす中で、「死にたくはないけれど、生きたくもない…」[3] という思い
が強くなり、日本で三度の自死を試みたが失敗し、その後に死を選ぶことが認
められているスイスに旅立って思いを遂げたのだった。

　おそらく、誰もが人生の中で一度は死を考えたことがあるのではないだろ
うか。これまでも、安楽死や尊厳死は昔から様々な形で論じられてきた。トマ
ス・モア（Thomas More）の『ユートピア』や森鷗外の『高瀬舟』などの文
学作品は有名であるし、医療者の手によって実施された事例がニュースで報じ
られることもあった。また、上述の事例に加えて、2014 年に SNS で死を宣言
して実際にアメリカのオレゴン州で死を遂げた末期脳腫瘍の女性（29 歳）の
事例など、安楽死や尊厳死は私たちの身近に存在する問題なのである。

1.　安楽死とは何か

　今日の私たちが安楽死という言葉を用いるとき、一般的な死とは異なる特
別な意味が込められている。まず、安楽死が一般的な死と異なるのは、それが
自然に生じるのではなく、人為的に引き起こされるからである。これは意図的
に死がもたらされるということに他ならない。

　また、安楽死は自ら死を実行する自殺とは一線を画するものであるゆえに、他者の関与により死がもたらされる行為であるということである。その意味では、安楽殺人という表現が適切であるかもしれない。しかし、他者の関与とはいっても、安楽死は一般的な殺人とは区別してとらえられるので、安楽死特有の条件を見て取ることができる。その条件とは、次の三つである。

　①本人の耐え難い苦痛があること
　②不治であること
　③死が避けられないこと（死期の切迫）

　①の「耐え難い苦痛」については、現行の治療などでは取り除くことができない激しい苦痛を取り除くための最終手段として、死がもたらされる、ということである。②の「不治」については、治る可能性があれば治療すればよいのだが、もはや医療ではどうすることもできず、それが不可避な状況であるゆえに、そこから逃れる唯一の手段として死が選択されるということである。③については、「死が避けられない」という限界状況においてはすでに死のプロセスが始まっており、安楽死は生命を奪うというよりは、生命を短縮する（死を早める）という限りにおいて容認されうるということである（ただし諸外国では死期の切迫という条件が必要とされないケースもある）。

　したがって、「安楽死とは、死期が迫った不治で耐えがたい苦痛から救うために、他者が意図的に死へと導くこと」と定義づけることができる。

(1) 安楽死という言葉

　安楽死（euthanasia）という語は、ギリシア語のエウタナシア（εὐθανασία）という語に由来し、これは「良い」（eu）と「死」（thanatos）からつくられた合成語であり、もともとは「良き死」を意味するものであった。この場合の「良き死」とは、神や自然によってもたらされる死（自然死）のことであった。ちなみに、タナトスはギリシア神話の死の神として知られている。

　近代に入ると、トマス・モアの『ユートピア』（1516年）にて、現在の私た

ちが思い描くような安楽死に近い概念が示された。これは、病気が不治である
ばかりでなく、絶えず病人を苦悩させるものであるならば、「自分で自分をこ
の苦しい生から解放するか、または自発的に他人に頼んで解放してもらうかす
る」[4]ということを司祭と役人が勧めるというものであった。その後、安楽死
という言葉が現代的意味（医師による苦痛緩和のための死の処方）で用いられ
たのは、イギリスの哲学者フランシス・ベーコン（Francis Bacon）の『学問
の進歩』（1605）においてである。ここでは、患者の痛みと苦しみを軽くする
ことも医師の職務であり、そこでは安楽な死に方をさせるということも職務に
含まれるという旨が述べられている。

　日本においては、もともと法の分野で安死術という訳語が用いられていた
ようである[5]。一般的には、1948 年 8 月号の『リーダーズダイジェスト』日
本語版にて、「安楽死」という訳語が登場する。記事の中では基本的にはユー
サネージアという英語のカタカナ表記が使われており、これは「不治な肉体的
苦痛を終熄させるために苦痛のない方法で人命を終わらせること」[6]と説明さ
れている。1950 年に日本で初めて安楽死が争われた裁判では、弁護人によっ
て、安楽死（安死術）とは、「致命的且つ不治の病気に罹った者が、その疾病
のため激烈な肉体的苦痛に悩み、死による以外にはその苦痛を軽減又は終熄さ
せることができない場合に、その病人から明示的又は推定的に殺害の嘱託がな
されたとき、病人の苦痛を軽減又は終熄させる目的をもって病人を殺害するこ
と」[7]であると述べられている。これ以降、安楽死という語が広く定着するこ
とになった。

1) 手段による分類

　安楽死と一口に言っても、他者が意図的に死へと導くやり方の違いによっ
て、すなわち死なせ方の違いによって、その意味合いはまったく異なったもの
となる。安楽死はその手段の違いによって、以下の三つに分けられる。

　①積極的安楽死（active / positive euthanasia）
　②消極的安楽死（passive / negative euthanasia）

③間接的安楽死（indirect euthanasia）

　積極的安楽死とは、死を直接もたらすことによって苦痛を取り除く行為のことである。これは生命短縮を目的としており、積極的に相手を死なせること（殺すこと）である。医療者が致死薬を投与する場合などがこれにあたる。これに対して、消極的安楽死とは、死にゆくことを回避させたり押しとどめたりできるにもかかわらず、あえてそのような介入を行わずに相手を死に至らしめる行為のことである。これは生命短縮を目的とはせず、相手を死ぬに任せることである。延命治療の不開始や中止などがこれにあたる。さらに、間接的安楽死とは、苦痛緩和を目的とした行為が死をもたらしてしまうということである。これは副次的結果として間接的に生命短縮がなされることである。緩和ケアとしてのモルヒネの投与などによって死期が早まってしまう場合がこれにあたる。

2）自発性の有無による分類

　前述の分類に加えて、安楽死は本人の自発性の有無によってさらに三つに細分される。何といっても自らの生を生きているのは本人に他ならないので、自らの生の終わりをどのように迎えるのかということは、本人の意向を無視して決められない事柄である。死ぬことへの本人の意向がある場合には「自発的（voluntary）安楽死」、意識不明や有能性の欠如などで本人の意向が不明の場合は「非自発的（non-voluntary）安楽死」、本人の意向に反する場合には「反自発的（involuntary）安楽死」、と表現される。最後にあげた反自発的安楽死は、単なる殺人に他ならず、禁止されなければならない。

(2) 安楽死の整理

　これまでの分類を踏まえると、安楽死は、積極的・消極的・間接的の三つの分類に加えて、それぞれがさらに自発的・非自発的・反自発的の三つに細分され、三×三で全部で九種類ということになる（表 5-1 参照）。
　なお、一般にただ安楽死といわれた場合に想定されているのは、積極的安

表 5-1　安楽死の分類

	積極的	消極的	間接的
自発的	自発的積極的安楽死	自発的消極的安楽死	自発的間接的安楽死
非自発的	非自発的積極的安楽死	非自発的消極的安楽死	非自発的間接的安楽死
反自発的	反自発的積極的安楽死	反自発的消極的安楽死	反自発的間接的安楽死

（筆者作成）

楽死のことである。日常でもよく耳にする尊厳死とは、自発的消極的安楽死の
ことを指している。ナチスドイツによって行われた障がい児（者）への強制的
な安楽死やユダヤ人へのジェノサイトは、反自発的積極的安楽死に該当し、絶
対に許されない犯罪である。

2.　尊厳死とは何か

　尊厳死とは、誤解の多い概念である。学術的には、尊厳死は専門用語とし
て、「本人の意向を尊重して延命治療を差し控えたり、中止すること」、すなわ
ち自発的消極的安楽死を意味する。日本学術会議においては、尊厳死は「専ら
延命のためにのみ実施されている医療」の中止と定義されており[8]、日本尊厳
死協会においては、「尊厳死とは、不治で末期に至った患者が、本人の意思に
基づいて、死期を単に引き延ばすためだけの延命治療を断わり、自然の経過の
まま受け入れる死のこと」[9]と定義されている。

　しかし同時に、一般的には、尊厳死は人間としての尊厳を保ちつつ死を迎
えさせることを意味するものでもある。これは認識の問題であり、実行者や死
に方は問わず、本人が尊厳を保ちつつ死を迎えることができれば、すべて尊厳
死ということになる。また、death with dignityの訳語としても尊厳死という言
葉が用いられる。

　したがって、尊厳死という語の混乱の原因は、「専門用語としての尊厳死」
と「一般的な意味での尊厳死」とが混同されていることによるのである。した
がって、前者と区別するために、後者を「尊厳ある死」と表現することにする。

(1) 尊厳死という言葉

　尊厳死という言葉が初めて用いられたのは、次に紹介するカレン・アン・クィンラン（Karen Ann Quinlan）の事例においてである。当時は安楽死といえば、自発的安楽死のことを意味していたが、植物状態であったカレンの人工呼吸器の取外しは、カレンを見かねた家族の意向によるものであったので、自発的安楽死と区別して「尊厳死」という言葉が新聞誌上（『朝日新聞』夕刊1976年4月1日）に登場したのだった。厳密には、これは非自発的消極的安楽死にあたる。

　1976年には産婦人科医の太田典礼などの呼びかけによって日本安楽死協会が設立された。彼は「本人の希望に反した延命は、人間の尊厳をかえって傷つけています」[10] と主張し、安楽死合法化運動を推進した。その後、1981年の世界医師会（WMA）のリスボン宣言にて「尊厳をもって死を迎える権利」が記されたことに呼応し、彼らは自発的消極的安楽死に重点をおいて積極的安楽死は認めないという方針変更を行い、1983年に日本尊厳死協会へと協会名を変更して活動を拡大した。

　また、1983年にはアメリカ大統領委員会が「生命維持治療を受けない決定」報告書の中で、意思決定能力がある患者は自発的選択によって延命を含めた治療を取りやめる決定を行う資格があるということを示した。これは新聞誌上で「尊厳死の権利を認める」と報道された。

　このような流れの中で、尊厳死は当初の非自発的消極的安楽死という意味から次第に変化し、現在ではすっかり定着した自発的消極的安楽死を意味するようになっていった。

(2) カレン・アン・クィンランの事例

　当時21歳のカレンは、友人とのパーティーで絶食ダイエット中の飲酒と精神安定剤などの服用が悪影響を及ぼして呼吸停止状態となり、緊急搬送されて人工呼吸器にて一命を取り留めたが、回復の見込みのない植物状態（遷延性意識障害）となってしまった。「もし何か恐ろしいことが自分の身に起こったとしても、器械を使って生かしておくなんていやだ」[11] というカレンの言葉を理

解していた家族は、器械につながれた体から元の
自然な体に戻してやるために人工呼吸器の取外し
を病院に願い出た。しかし、治療を担っていた病
院側がカレンを死なせることはできないと、家族
からの申し出を拒絶したことで、舞台は法廷へと
移されることとなった。父親は生命維持装置を撤
去する権限を有するカレンの後見人に自分を任命
するように訴えた。最高裁まで争われた結果、最
終的に父親の訴えが認められた。

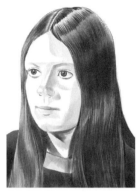

カレン・アン・クィンラン

　ニュージャージー州最高裁判決 [12] は、回復の見
込みがなく肉体的に侵襲が増大するだけの場合は、生命の尊重よりもプライバ
シーの権利（治療拒否権を含む）が優先されるというものであった。また、治
療停止で訪れるであろうカレンの死は、殺人ではなく病死にあたるとした。

　判決後にカレンの人工呼吸器は取り外されたが、自発呼吸が復活したこと
によって彼女は病院からナーシングホームへと転院し、両親や施設スタッフの
手厚いケアのもとで、自発呼吸によって9年間生き続けた後、1985年に肺炎
のため他界した [13]。

(3) リビングウィル（living will）

　カレンの人工呼吸器の取外しをめぐる裁判の行方は全米の注目を集めただ
けでなく、意識不明になっても生命維持装置によって生かされ続ける延命の恐
怖を人々に想像させた。そこで、「自分の望むような形で死を迎えたい」「自
分の死に方は自分で決めたい」という尊厳ある死の要望の高まりを受けて、
1976年にカリフォルニア州では、末期状態において生命維持装置の差し控え
や取外しを医師に求める指示書の作成が成年者に認められた。これがリビン
グウィルを世界で初めて法制化したカリフォルニア州自然死法（natural death
act）である。なお、日本ではまだ法制化されてはいない。

　リビングウィルとは、意識不明などで意思決定できない場合に備えて、事
前に自らの意思表示をしておくことである。生きている間に効力を発行する遺

言を意味する。具体的には、臓器提供意思カードや日本尊厳死協会のリビング・ウィルなどがこれにあたる。

3. 日本における安楽死と法

(1) 安楽死に関係する法律

　安楽死は他者により意図的にもたらされる死であるゆえに、法との関連では常に殺人罪や自殺幇助罪が問われる可能性がある。しかし、それが正当行為とみなされるならば、罪には問われないことになる（違法性の阻却）。したがって、法的論点としては、安楽死は殺人罪となるのか、自殺幇助罪となるのか、さらにはもし安楽死が正当行為と認められるとしたら、その要件は何であるのか、ということになる。

　・刑法　第199条（殺人）
　　人を殺した者は、死刑又は無期若しくは五年以上の懲役に処する。
　・刑法　第202条（自殺関与及び同意殺人）
　　人を教唆し若しくは幇助して自殺させ、又は人をその嘱託を受け若しくはその承諾を得て殺した者は、六月以上七年以下の懲役又は禁固に処する。
　・刑法　第35条（正当行為）
　　法令又は正当な業務による行為は、罰しない。

1）自殺幇助

　日本では自殺そのものは罪には問われないが、自殺を手助けして自殺させることは刑法第202条によって自殺幇助罪に問われる。例えば、医師が終末期の患者から「死にたい」と言われて致死薬となる錠剤を患者に渡して、患者がそれを自ら飲んで自殺した場合は、医師は自殺幇助罪となる。また、本人から死を依頼されたり、本人の承諾を得て死をもたらす行為は同条によって同意殺人罪に問われる。例えば、医師が終末期の患者から「殺して欲しい」と依頼

され、もしくは患者の同意を得て致死薬を直接投与する場合は、同意殺人罪となる。

　本章の冒頭で紹介した女性は、スイスで医師の協力のもとに致死薬を自ら投与したので、正確には自殺幇助によって死を遂げたということになる。スイスでは積極的安楽死は殺人であるとして認められていないが、個人の死ぬ権利は認められており、医師による自殺幇助はこれをサポートするものとして否定されてはいない。

(2) 安楽死の事例と安楽死の許容要件

1) 山内事件

　父親の稼業を継いで農業に真面目に従事する 20 代の長男は、父親が脳溢血（いっ）に倒れてからも家族で自宅介護をしていた。その後に再発し、全身不随となってからは寝たきりで全介助が必要だったが、必死に家族で介護を続けていた。そのうちにますます父親が衰弱し、しゃっくりの発作で苦しみ、少しでも動かすと全身に激痛を訴えるようになり、「早く死にたい」「殺してくれ」と叫んで苦悶するようになった。訪問医も「よくもっても 10 日だろう」と家族に告げた。そこで長男は、父親にできる最後の親孝行として、一日も早く苦痛から解放してあげようと、早朝配達された牛乳に人知れず有機燐殺虫剤（ゆうきりん）を投与し、何も知らない母親がそれを父親に飲ませて、死亡させるに至った。

2) 積極的安楽死を許容する六要件（名古屋高等裁判所判決 [14]）

　日本では、山内事件の名古屋高裁判決（1962 年 12 月 22 日）にて、積極的安楽死を許容する六要件が初めて示された。これらをすべて満たすならば、罪には問われない（違法性が阻却される）ということである。安易に人為的に人命を絶つことがあってはならず、それが人道的観点からなされるものとして、厳密な要件が必要となることはいうまでもない。2001 年に世界で最初に安楽死が国として認められたオランダと比較しても、実に約 40 年も早い画期的な判断であった。ただし、現在まで積極的安楽死が争点となった裁判で違法性が阻却された事例はまだ存在しない。以下、六要件を端的に示す。

①不治の病で死が目前に迫っている。

②甚だしい苦痛がある。

③病苦の緩和を目的としている。

④意識がある場合、本人の真摯な嘱託または承諾がある。

⑤基本的に医師の手によることを本則とする。

⑥倫理的に妥当な方法で行われた。

⑥に関しては、苦痛から解放するために刺殺や絞殺という手段を用いれば、さらなる苦痛を与えてしまって本末転倒なので、新たな苦痛を与えずに速やかに死をもたらす必要がある。そうすると、薬剤の投与が望ましい。そして、これを使いこなせるのは医師であるということで、⑤の条件が付されることになる。本件は、少なくとも⑤と⑥が満たされていないので、父親の懇願に応えてなされた嘱託殺人罪（同意殺人罪）となり、被告に懲役一年（執行猶予三年）が下された。

3）東海大学医学部付属病院安楽死事件（横浜地方裁判所判決 [15]）

これは病院内で若い医師の手によってなされた安楽死事件であった。多発性骨髄腫の58歳男性患者は東海大学医学部付属病院で入院治療を受けていた。ショックを受けた患者の妻に代わって長男が病院との相談や介護を引き受けていた。この長男の希望により、患者本人に告知はされなかった。患者の病状の悪化に伴い、点滴やフォーリーカテーテルが用いられた。意識レベルは次第に低下し、無意識的にカテーテルを抜こうとする不穏行動が患者に見られた。長男は「治る病気ではないので治療する意味はなく、苦しめるようなことはしないで下さい」と主張し、点滴とカテーテルを外すように求めた。さらに病状は悪化し、舌根沈下を防ぐためのエアウェイが装着され、余命数日状態という判断が医師から長男に告げられた。長男は病室に泊まり込んで看病にあたっていたが、苦しそうな父親の姿に我慢できなくなり、父親を苦痛から解放し、「自然の状態で死なせてあげたい」と考えて、強く主治医に点滴とカテーテルの抜去を求めた。主治医は「患者の生命を守る」という医師としての責務

と家族の熱心な訴えとのジレンマに苦しみ、最終的に長男の要請を受け入れた。しかしその後も長男から、「いびきを聞いているのがつらい」「楽にしてやって下さい」「早く家に連れて帰りたい」と強く主張され、呼吸抑制のための鎮静剤を投与したが、状態が改善せずにさらに長男から責められたことから、追い詰められた心境になって心停止を起こす目的で塩化カリウムを投与して、患者を死に至らしめた。

4）消極的安楽死を許容する二要件
　横浜地裁判決（1995年3月28日）では、直接死をもたらしたわけではないが、点滴とカテーテルの抜去が治療行為の停止（消極的安楽死）にあたるとして、これが許容される二要件についての判断が示された。

　①治癒不可能な病気に冒され、回復の見込みがなく死が避けられない末期状態である。
　②治療行為の中止を行う時点で患者の意思表示が存在する。

　①は厳密には不治の病ということと、死が不可避ということの二点が含まれており、「治療義務の限界」という語でまとめることができる。②は患者への病名告知やインフォームド・コンセントが正しくなされた上で、患者本人の自己決定が必要なことが表されている。

5）積極的安楽死を許容する四要件
　横浜地裁判決では、名古屋高裁での六要件を踏まえつつも、全体が四要件へと整理されたが、安楽死の許容条件はむしろ厳しくなった。注目すべきポイントは、本人の意思表示が必須となったことと、耐えがたい苦痛が「肉体的苦痛」へと限定されたことである。その理由としては、精神的苦痛の深刻さに理解を示しつつも、精神的苦痛は本人の訴えによる主観的なものとならざるをえず、これを認めてしまったら生命軽視の滑り坂を下ることになりかねないという懸念が述べられている。現在でもこの四要件が適用されている。

①耐えがたい激しい肉体的苦痛が存在する。

②死が避けられず死期が迫っている。

③患者の意思表示がある。

④苦痛除去・緩和の医療上の手段が尽くされ、他に代替手段がない。

　本件は、長男の再三による要請に基づいて主治医により実施された安楽死である。患者は主治医から余命数日の宣告を受けていたので、②を満たしているのは間違いない。しかし、患者本人には病名告知がされておらず、意識がない状態で致死薬が投与されているので、③の患者の意思表示は欠けている。また、確かに周囲からは苦しそうに見えたが、本人に意識がないので苦痛は感じていないはずであるので①も満たされておらず、そうであれば④も必然的に満たされてはいない。したがって、被告には殺人罪で懲役二年（執行猶予二年）の判決が下された。控訴されなかったので、この判決が確定判決である。

4.　安楽死の是非をめぐる議論

　安楽死においては、かけがえのない一つの生命がかかっており、正論と正論がぶつかりあうゆえに、これまでも激しい議論が繰り広げられてきた。安楽死の是非は、実際の行為や意味が異なるゆえに、それぞれに応じて慎重に判断される必要がある。

　安楽死を実行する側となりうる世界医師会（WMA）は、マドリードで開かれた第 39 回総会（1987 年）において「安楽死の宣言」を採択し、積極的安楽死は非倫理的で反対するが、消極的安楽死は否定しないという旨の見解を示した。その後、トビリシで開かれた第 70 回総会（2019 年）では、「安楽死と医師の支援を受けてなされる自殺に関する宣言」を採択し、以下のような見解を表明している。

　　　WMAは、医の倫理の原則に対する強い関与、そして、人間の生命を維持することを最大限尊重しなければならないことを繰り返し述べている。したがって、

　WMAは安楽死と医師の支援を受けてなされる自殺に強く反対する。（中略）
　　またこれとは別に、治療を拒否する患者の基本的権利を尊重する医師が、望ま
　れていない医療を控える、または中止する場合には、患者の希望を尊重すること
　が死という結果を招く場合であっても、非倫理的な行為にはならない。[16)]

　これに対して、アメリカの生命倫理学者であるジェイムズ・レイチェルズ
（James Rachels）などは、消極的安楽死は「何もしない」という行為を選んで
いるため、積極的安楽死も消極的安楽死も故意に死をもたらすことには変わり
ないとして、どちらも道徳的には大差ないという見解を主張し、場合によって
は消極的安楽死の方が苦痛を長引かせるために人道に反することもあると述べ
ている[17)]。

(1) 安楽死容認論

　安楽死を容認する論拠としては、生命倫理学者の有馬斉が指摘しているよ
うに、主に三つをあげることができる[18)]。一つ目は個人の自己決定（自律）を
重視した考え方、二つ目は人の利益（善行）を重視した考え方、三つ目は公正
さ（医療資源の有効活用）を重視した考え方である。

　一つ目の自己決定重視論については、オーストラリアの生命倫理学者であ
るヘルガ・クーゼ（Helga Kuhse）が、人間は自己決定を行う道徳的存在であ
ると主張した上で、「末期の患者には自らの生命を終わらせる決定を自分で下
す自由がなければならないし、それに賛同する医師が、患者の希望に応えて手
を貸すことが許されてしかるべきである」[19)]と記している。

　二つ目の利益（善行）重視論については、アメリカの生命倫理学者である
ジェームズ・レイチェルズが、功利主義的観点から次のような三段論法を提供
している[20)]。

　①もしもある行為が、関係者全員の最善の利益を増進するならば、その行
　　為は道徳的に容認可能である。
　②少なくともいくつかのケースにおいて、安楽死は関係者全員の最善の利
　　益を提供する。

③それゆえ、少なくともいくつかのケースにおいて、安楽死は道徳的に容認可能である。

　三つ目の公正（医療資源の配分）重視論については、マクロレベルの視点から、限りある医療資源を全世代に公正に配分するために、医療資源を多く消費しがちな高齢者への医療を抑制する目的で死期を早める医療者の行為を容認すべきである、という主張である。

　最後に実際に安楽死を施した経験を持つオランダのピーター・アドミラール（Pieter Admiraal）医師の言葉を紹介する。彼の考えは、生命倫理の善行の原則と自律尊重の原則（第8章参照）に基づいた安楽死賛成論である。

> 　私たちは医師として、二つの基本的責任を負っています。患者の安寧を守ることと、彼らの自己決定を尊重することです。一つ目の責任には、患者の健康を回復する努力と、それができない場合は苦痛をとりのぞく努力がふくまれます。二つ目の責任には、患者の希望によく耳を傾け、それを尊重することがふくまれます。[21]

(2) 安楽死否定論

　安楽死を否定する論拠として代表的なものは、生命の神聖性論（sanctity of life）である。これは、いかなる生命も侵しえない神域に属しており、人が手を下して奪ってはならないという概念である。ヘルガ・クーゼは、生命の神聖性原理を以下のように定義づけている。

> 　意図的に患者を殺すか、意図的に患者を死ぬにまかせること、そして、人の生命の延長あるいは短縮に関する決定を下すに当たりその質あるいは種類を考慮に入れることは絶対に禁止される。[22]

　次に、人格の尊厳に訴える安楽死否定論も有力なものである。人格の尊厳論はカントの哲学に基づいており、あらゆる人格は尊厳を有するゆえに、手段としてのみならず目的としても扱われなくてはならない、というものである。したがって、いかなる理由であれ、安楽死は人格の尊厳を奪う行為として否定

される。

　さらには、苦痛緩和で十分に患者の痛みがコントロールできるので、苦痛除去としての安楽死は必要ないというペインコントロール論がある。これに関して、最初の現代ホスピスを創設したシシリー・ソンダース（Cicely Saunders）博士は、「私ども医師として、しかるべき医学的、および看護のケアさえ行われれば、対処できないような身体的な苦痛はほとんどないということを敢えて強調しておきたいと思います。治癒の望みのない病気がもたらす感情的、および霊的な苦痛には、致死量の薬ではなく、人間的な理解と共感、それに、いつでも患者の声に耳を傾ける用意こそ必要だ、ということも強調しておきたいのです」[23]と述べている。

　最後に、安楽死に反対するオランダのカール・フニング医師の言葉を紹介する。彼の考えは、伝統的な医の倫理に則った無危害の原則（第7章参照）に基づいた安楽死反対論である。

　　安楽死というのはもともと行われるべきことではありませんが、特に医師は誰よりも慎むべきです。どのような理由であれ、医師は絶対に患者を殺さないというのがヒポクラテスの誓いです。たとえ患者がそれを頼んだとしても、医師は絶対に死を与えない。患者は一時の痛みのせいで、あとで後悔するようなことを依頼するかもしれないのですから。医師は絶対に殺さないというのが医師と患者の信頼の基盤で、この信頼なしに医術を行うことはできません。医師は治療によって痛みを取り除くべきであって、殺すことによって痛みを除くのは医術とはいえません。[24]

5.　海外の安楽死

　ここでは、世界で初めて安楽死が合法化されたオランダと、冒頭で取り上げたスイスでの状況について概観していく。

（1）オランダの状況

　オランダでは、脳出血で半身不随になった母からの懇願を聞き入れて致死薬を投与した1971年のポストマ事件や、精神的苦痛を抱えて何度も自殺を試みていた女性の懇願を受け入れて自殺幇助を行った1994年のシャボット事件など、安楽死の問題は長い間議論が重ねられていた。1990年代にはアドバンス・ディレクティブ（事前指示）としての「安楽死パスポート」が普及し、1993年には遺体埋葬法が改正され、「安楽死は刑法犯罪だが、諸要件を満たしていれば『不可抗力』によって違法性が阻却され」[25]ることが法制化された。このような背景のもとで、2001（平成13）年に世界で初めて国として安楽死を合法化する法律が制定された（施行は2002年4月1日）。ここで一つ注目しておきたいのは、オランダの安楽死の概念は、患者本人の自己決定に重きを置いていることは事実だが、それよりもむしろ患者の苦痛を取り除くのが医療者の務めであるという善行の側面が大きなウェートを占めることである。

　オランダの安楽死法は、正式には「要請に基づく生命終結および自殺幇助法」といわれる。この法律に記されている安楽死とは、医師による致死薬の投与（積極的安楽死）と医師による自殺幇助の二つである。注意すべきは、この法律によって安楽死が正当化されるのではなく、安楽死は刑法で禁止されているが、「安楽死はこの（安楽死）法に記された注意深さの要件を満たしている際は追訴しない」[26]ということである。すなわち、条件を満たせば罪には問わないということである。満たすべき「注意深さの要件」とは、以下の六項目である。

　a 医師が、患者による要請が自発的で熟考されたものであることを確信していること。
　b 医師が、患者の苦痛が永続的なものであり、かつ耐え難いものであることを確信していること。
　c 医師が、患者の病状および予後について患者に情報提供をしていること。
　d 医師および患者が、患者の病状の合理的な解決策が他にないことを確信していること。

e 医師が、その患者を診断しかつ上記aからdまでに規定された相当の注意
の要件について書面による意見を述べたことのある、少なくとも別の1
人の独立した医師と相談していること、および、

f 医師が、相当の注意を尽くして生命終結を行うかまたは自殺幇助をした
こと。[27]

(2) スイスの状況

　スイスにおいては、たとえ自らの生命を処分する決断であっても自己決定
が尊重されており、国家は必要以上に関与すべきではないと考えられている。
しかし、自発的積極的安楽死は刑法で刑罰が課せられていて違法である。さら
に、「利己的な理由」による自殺幇助についても同様に刑法で刑罰が課されて
いる。したがって、積極的安楽死も自殺幇助も基本的には認められていない。
ただし、自殺幇助に関しては、「利己的な理由」による自殺幇助は罪に問われ
るが、これが反対解釈されて、「利己的な理由」ではない自殺幇助は対象外と
みなされて、実際に行われているのが現状である。

　スイスには自殺幇助の支援団体がいくつか存在し、医師から処方された致
死薬を患者に渡して自殺を見届けるという自殺付添人という役割がある。自殺
は異常死として取扱われるため、介助者は自殺を見届けると警官などに連絡
し、査察が行われることになる。自らの判断で自らの手によって死が選ばれた
ことを証明するために、死の場面はビデオなどで記録されているため、起訴は
行われない。

　自殺幇助団体として有名なのが、エグジット、ディグニタス、ライフサー
クルなどである。エグジットは1982年に設立されたスイス最大の団体であ
り、自死援助は国内在住者のみである。それに対して、ディグニタスとライフ
サークルは外国人も受け入れている。ここから自殺ツーリズムと呼ばれる自殺
目的の渡航者が問題となっている。冒頭に挙げた女性は、ライフサークルのも
とで死を遂げたのであった。

注

1)　https://ameblo.jp/mugikate/　（2023.12.18 閲覧）
　　彼女は多系統萎縮症という神経難病で、スイスにて死を遂げた 51 歳の日本人女性である。

2)　この女性の死に到る経緯については、以下に記されている。
　　宮下洋一『安楽死を遂げた日本人』小学館、2019 年。

3)　前掲 1。

4)　トマス・モア（澤田昭夫訳）『改版ユートピア』中央公論新社、1993 年、189-190 頁。

5)　市川光惠『醫師之權利義務』（1906 年）においては、「安死術ノ如キモ決シテ醫術ニ屬スルコトナシ安死術トハ臨終ニ際シ非常ニ苦痛ニ悩ム患者ヲシテ苦痛ナクシテ早ク死セシムル術ヲ謂フ」と記されている。

6)　セルウイン・ジェームズ「安樂死：『慈悲の介錯』は悪いか？」、『リーダーズダイジェスト』第 3 巻第 8 号所収、日本リーダーズダイジェスト社、1948 年、66 頁。

7)　最高裁判所事務局『裁判所時報』第 58 号、1950 年、5 頁。

8)　日本学術会議 死と医療特別委員会「死と医療特別委員会報告 ─ 尊厳死について ─」、日本蘇生学会『蘇生』第 13 巻所収、1995 年、161 頁。

9)　公益財団法人 日本尊厳死協会 HP　https://songenshi-kyokai.or.jp/qa（2023.11.28 閲覧）

10)日本尊厳死協会『年表が語る協会 30 年の歩み』日本尊厳死協会、2006 年、11 頁。

11)フィリス・バッテル（常盤新平訳）『カレン・アンの永い眠り ─ 世界が見つめた安楽死 ─』講談社、1979 年、43 頁。

12)New Jersey Supreme Court, *In the matter of Karen Quinlan Volume II: The Complete Briefs, Oral Arguments and Opinion in the New Jersey Supreme Court*, University Publications of America, inc., 1976, p.305.

13)小館貴幸「カレン・アン・クィンランの『もう一つの物語』：人工呼吸器取外し後の 9 年間を読み解く」、『人間科学研究会 生と死』第 15・16 合併号所収、東洋英和女学院大学大学院人間科学（死生学）勉強会、2014 年、33-46 頁。

14)判例時報刊行会『判例時報』第 324 号、日本評論新社、1962 年、11-14 頁。

15)判例時報社『判例時報』第 1530 号、1995 年、28-42 頁。

16)安楽死と医師の支援を受けてなされる自殺に関する WMA 宣言（日本医師会訳）
　　https://www.med.or.jp/dl-med/teireikaiken/20191030_2.pdf（2023.12.16 閲覧）

17)ジェイムズ・レイチェルズ「積極的安楽死と消極的安楽死」、加藤尚武・飯田亘之編『バイオエシックスの基礎 欧米の「生命倫理」論』所収、東海大学出版会、1988 年、113-121 頁。

18)有馬斉『死ぬ権利はあるか　安楽死、尊厳死、自殺幇助の是非と命の価値』春風社、2019 年、66 頁。

19)ヘルガ・クーゼ（竹内徹・村上弥生監訳）『ケアリング　看護婦・女性・倫理』メディカ出版、2000 年、240 頁。

20）ジェイムズ・レイチェルズ（加茂直樹監訳）『生命の終わり ― 安楽死と道徳 ―』晃洋書房、1991 年、299 頁。

21）ヘルガ・クーゼ編（吉田純子訳）『尊厳死を選んだ人びと』講談社、1996 年、242 頁。

22）ヘルガ・クーゼ（飯田亘之・石川悦久・小野谷加奈恵・片桐茂博・水野俊誠訳）『生命の神聖性批判』東信堂、2006 年、16 頁。

23）シャーリー・ドゥブレイ（若林一美他訳）ホスピス運動の創始者『シシリー・ソンダース』日本看護協会出版会、1989 年、243 頁。

24）ジャネット・あかね・シャボット（星野一正監修）『自ら死を選ぶ権利 ― オランダ安楽死のすべて ―』徳間書店、1995 年、119 頁。

25）三井美奈『安楽死のできる国』新潮社、2003 年、40 頁。

26）盛永審一郎監修『安楽死：ベネルクス 3 国の比較と資料』東信堂、2016 年、6 頁。

27）同上、120 頁。

参考文献

有馬斉『死ぬ権利はあるか ― 安楽死、尊厳死、自殺幇助の是非と命の価値』春風社、2019 年。

町野朔・西村秀二・山本輝之・秋葉悦子・丸山雅夫・安村勉・清水一成・臼木豊編『資料・生命倫理と法Ⅱ　安楽死・尊厳死・末期医療』信山社、1997 年。

中山研一、石原明『資料に見る　尊厳死問題』日本評論社、1993 年。

日本尊厳死協会『年表が語る協会 30 年の歩み』日本尊厳死協会、2006 年。

宮川俊一『安楽死の論理と倫理』東京大学出版会、1979 年。

宮下洋一『安楽死を遂げた日本人』小学館、2019 年。

三井美奈『安楽死のできる国』新潮社、2003 年。

盛永審一郎監修『安楽死：ベネルクス 3 国の比較と資料』東信堂、2016 年。

山下邦也『オランダの安楽死』成文堂、2006 年。

H.T.エンゲルハート、H.ヨナス他（加藤尚武・飯田亘之編）『バイオエシックスの基礎　欧米の「生命倫理」論』東海大学出版会、1988 年。

フィリス・バッテル（常盤新平訳）『カレン・アンの永い眠り ― 世界が見つめた安楽死 ―』講談社、1979 年。

ヘルガ・クーゼ編（吉田純子訳）『尊厳死を選んだ人びと』講談社、1996 年。

大谷いづみ「『尊厳死』言説の誕生」、『現代思想』第 32 巻第 14 号所収、青土社、2004 年、142-152 頁。

小林真紀「ヨーロッパ人権条約における「私生活」の尊重と死をめぐる決定」、『愛知大学法学部法經論集』第 217 号所収、愛知大学法学会、2018 年、1-42 頁。

柴嵜雅子「スイスにおける自死援助協会と活動の原理」、『国際研究論叢：大阪国際大学紀要』第 24 巻第 1 号所収、2010 年、51-64 頁。

神馬幸一「組織的自殺介助問題を巡るスイスの議論状況」、『静岡大学法政研究』第 13 巻 2 号
　　所収、静岡大学法政学会、2008 年、386-440 頁。

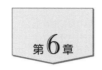

第6章

人生の最終段階

　人は誰もが必ず死を迎える。したがって、死を迎えることはこの世に誕生した者の宿命である。それがいつやってきてどのようなものであるのかは人それぞれであるが、生の終わりにたった一度だけ死が訪れることは事実である。この事実が私たちに伝えるのは、他の誰でもなく「この私」が死を迎えるということはもちろん、その過程で大切な人の死に出くわすということ、そして大切な人を看とるということである。死が絶対に避けられないならば、私たちがなしうることは死から目を背けることではなく、死をしっかりと見据えて納得のいくものにすることであろう。

1.　日本における現状

　2022（令和4）年の厚労省の人口動態統計[1]によれば、年間出生者数は77万759人で、年間死亡者数は156万9,050人であった。自然増減は79万8,291人の減少となっている。したがって、今私たちが生活している日本は、文字通りの少子多死社会となっており、年間でほぼ80万人が減っている人口減少社会なのである。また、死因の順位（図6-1）に関しては、1981年以来ずっとがん（悪性新生物）がトップとなっており、3割弱を占めて

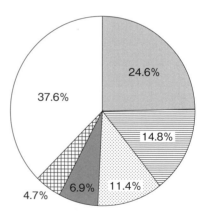

図 6-1　死因の順位
（人口動態統計の数値をもとにして筆者作成）

いる。これが「3 人に 1 人ががんで亡くなる」といわれるゆえんである。次いで、心疾患、老衰、脳血管疾患、肺炎、と続く。ここでは挙げなかったが、第6 位には誤嚥性肺炎が入っており、老衰や肺炎が上位を占めていることを考え合わせると、高齢者の死亡が多いことが見て取れ、超高齢社会の現状が如実に表れている。

　平均寿命に関しては、厚労省の令和 4 年簡易生命表[2] の概況によれば、男性は 81.05 歳、女性は 87.09 歳となっており、世界でも有数の長寿社会となっている。

(1) 出生者数と死亡者数の変遷

　日本では戦後の 1947 年から 1949 年にかけて第一次ベビーブームが到来した。この世代を団塊の世代という。その後、この団塊世代が親となった 1971年から 1974 年に第二次ベビーブームが到来した。この世代を団塊ジュニアという。それ以後はいくつかの例外はあるものの、基本的に出生数が減少の一途をたどっている（図 6-2）。

　ここで注目すべきポイントをいくつか挙げておく。2003 年には初めて年間死亡者数が百万人を突破した。2005 年には年間死亡者数が年間出生数を上回った。2016 年には初めて年間出生者数が百万人を割った。2022 年には、出生者

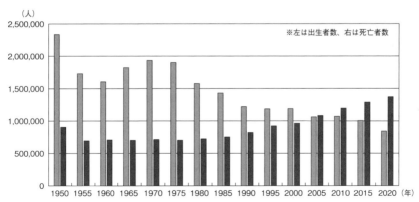

図 6-2　日本における出生者数と死亡者数の推移
（人口動態統計の数値をもとにして筆者作成）

数は80万人を割り込み、死亡者数は160万人に迫っている。

(2) 死に場所の変遷

　かつては暮らし慣れた家で死を迎えることがほとんどであったが、現代では死に場所が病院に取って代わられた（図6-3）。死にゆく者は自宅で病人として亡くなるのではなく、病院で患者として亡くなっていく。このことが意味するのは、現代が医療化された社会であるということに他ならない。

　情報が公開されている1951年の死に場所の割合は、自宅での死が82.5％、病院での死が9.1％であった。ほとんどの人が自宅で死を迎えて、家族によって看とられていたのであり、死は生活の中に位置づけられていた。しかし1977年になると、初めて病院での死（45.7％）が自宅での死（44％）を上回ることになった。これ以後、病院での死が増加していく。2005年には病院での死（79.8％）と自宅での死（12.2％）の差が最も拡大した。

　2022年の病院での死は64.5％、自宅での死は17.4％となっており、その差は縮小傾向にある。また、特に注目すべきこととしては、介護施設での死が15.9％となっており、介護施設での看とりが増加していることがあげられる。

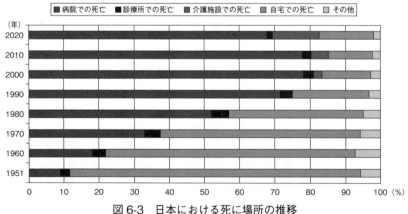

図 6-3　日本における死に場所の推移
（人口動態統計の数値をもとにして筆者作成）
※介護施設は、老人ホーム・介護老人保健施設・介護医療院を含む。
※1990年までの老人ホームでの死亡は、自宅・その他に含む。

これは2006年の介護報酬の改定により、看とり介護加算が介護施設（特別養護老人ホーム・老人保健施設・介護付きホーム・認知症グループホームの四施設）での介護報酬として認められたことが大きな要因となっている。終の棲家としての介護施設の役割がますます高まってきている。

　介護施設での看とりが増加した背景には、病院での看とりが厳しい状況になってきているということも一因である。先に見たように2022年の年間死亡者数は150万人を越えているが、それに対して病院の病床数がまったくこれに追いついていない。特に看とりを専門としている緩和ケア病棟やホスピスは圧倒的に不足している（図6-4）。このような状況下では、死にゆく者は死に場所難民になりかねない。病院に受け入れの余裕がなければ、必然的に在宅での看とり（在宅ホスピス）を行わざるをえないことはいうまでもなく、くわえて介護施設などの病院以外の施設での看とりも拡大していかなくてはならないのである。

　病院での看とりに関しては、1990年に厚生省（当時）がホスピス・緩和ケアを医療保険の診療項目として制度化し、「緩和ケア病棟入院料」が新設されて保険適用となったことから公的に始まった。1990年に受理された施設は、聖隷三方原病院（静岡県）、淀川キリスト教病院（大阪府）、救世軍清瀬病院（東京都）、栄光病院（福岡県）、坪井病院（福島県）の5施設で、病床数は合

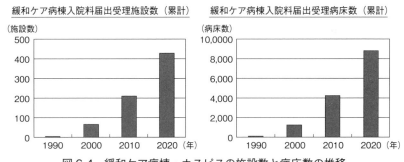

図6-4　緩和ケア病棟・ホスピスの施設数と病床数の推移
（特定非営利活動法人日本ホスピス緩和ケア協会のHPで公開されている「ホスピス緩和ケア関連資料」をもとにして筆者作成）https://www.hpcj.org/what/pcu_sii.html（2023.12.28閲覧）

計で 120 病床のみであった。さらに 2002 年には、「緩和ケア診療加算」という新たな診療報酬が設けられたことにより、一般病棟での緩和ケアも可能となった。2022 年現在では、届出受理施設は 465 施設、病床数は合計で 9,599 病床まで増加している [3]。

(3) 高齢者をめぐる現状

　日本の高齢化率（総人口に占める高齢者［65 歳以上の者］人口の割合）は、『令和 5 年度版高齢社会白書』[4] によれば、29％であった。これは日本の人口の 3 人に 1 人が高齢者ということに他ならない。日本は高齢化社会をすでに通り越して、超高齢社会に突入している。なお、高齢化社会という言葉の由来は、1956 年の国連の報告書にて高齢化人口が 7％に達した社会を「高齢化した（aged）」人口と呼んだことによる。言葉の使い分けは以下の通りである。

　　・高齢化社会…総人口に占める高齢者人口の割合が 7％以上の社会
　　・高齢社会…総人口に占める高齢者人口の割合が 14％以上の社会
　　・超高齢社会…総人口に占める高齢者人口の割合が 21％以上の社会

　さらに、高齢者医療制度では 75 歳以上を後期高齢者と区分していることから、一般的には高齢者のうちの 65 歳〜 74 歳までを前期高齢者、75 歳以上を後期高齢者と呼んでいる。

　現在では、アクティブシニアや新老人 [5] という言葉に代表されるように、高齢者でも仕事を続けたり、自分の趣味に興じたりして、活動的に過ごす人々も多いので、高齢者が一概に年齢的に体力の衰えがあるとは言い切れない。実際に、「健康上の問題で日常生活に制限のない期間の平均」[6] である健康寿命も増加傾向である。

　2019 年には、男性の健康寿命は 72.68 歳、女性の健康寿命は 75.38 歳であり、男性の平均寿命は 81.41 歳、女性の平均寿命は 87.45 歳であった。平均寿命から健康寿命を引いた差（男性 8.73 年、女性 12.07 年）において、何らかの介護や医療が必要になってくるのである（図 6-5）。

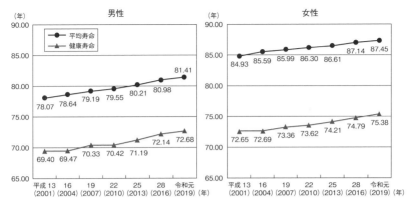

図 6-5　健康寿命と平均寿命の推移
（出典：内閣府『令和 5 年版高齢社会白書』日経印刷株式会社、2023 年、27 頁）

(4) 高齢社会への施策

　1995 年に「高齢社会対策を総合的に推進し、もって経済社会の健全な発展及び国民生活の安定向上を図ることを目的」[7] として、「高齢社会対策基本法」が議員立法によって制定され、同年施行された。ここに示されている基本理念は次の三つである。

①国民が生涯にわたって就業その他の多様な社会的活動に参加する機会が確保される公正で活力ある社会
②国民が生涯にわたって社会を構成する重要な一員として尊重され、地域社会が自立と連帯の精神に立脚して形成される社会
③国民が生涯にわたって健やかで充実した生活を営むことができる豊かな社会

　また、高齢社会対策基本法の中で位置づけられている政府の高齢社会対策大綱は、2018 年に新しく閣議決定[8] され、①年齢による画一化を見直し、すべての年代の人々が希望に応じて意欲・能力をいかして活躍できるエイジレス社会を目指すこと、②地域における生活基盤を整備し、人生のどの段階でも高齢期の暮らしを具体的に描ける地域コミュニティを作ること、③技術革新の成

果が可能にする新しい高齢社会対策を志向すること、などが掲げられている。

2.　人生の最終段階

(1)　ターミナルケア（terminal care）

　ターミナルケアとは、ターミナル期におけるケアのことである。一般には「死にゆく人へのケア」と考えられているが、これでは本来の半分の意味しか言い表していない。十全な意味を汲み取るためには、ターミナルという語の本来の意味から考える必要がある。

　ターミナルという語は、「境界」を意味するラテン語のテルミヌス（terminus）に由来する。ターミナルケアにおいて指し示される境界とは、まさに生と死の絶対的な境界のことなのである。したがって、ターミナルケアとは「生と死の境界でなされるケア」ということになり、ここから必然的に二つの意味が導き出される。一つ目は先述したように「死にゆく人へのケア」であり、二つ目は「最期まで生きききろうとする人への生へのケア」である。

　ターミナルケアと同様によく使われる言葉として、ホスピスケアと緩和ケアがある。これらは、終末期におけるケアとしてほぼ同義語として用いられることが多いのだが、それは間違ってはいない。しかし、本来の語義に則して言えば、これらの語の力点はそれぞれ異なっている。ホスピスケアは「(最期まで) もてなすこと」に力点があり、緩和ケアは「(痛みを) 包み込むこと」や「くるんでしまうこと」、すなわち「和らげること」に力点がある。

(2)　人生の最終段階におけるケア（end of life care）

　近年では、ターミナルケアよりも人生の最終段階におけるケア（エンド・オブ・ライフ・ケア）が使われることが多くなっている。これには主に三つの原因がある。一つ目はターミナルという言葉にまつわる死というスティグマ（らくいん）である。「まもなく死ぬ人」というイメージを闘病者に植え付けてしまうことが毛嫌いされるのである。二つ目は従来のターミナルケアが進行がんを対象に研究されてきたことによる。現代では超高齢社会となり、生活習慣病

や認知症などの多くの疾患を複合的に抱える者が増加し、かつての進行がんのように余命がはっきり確定できなくなったのである。三つ目は政府が「最期まで本人の生き方（＝人生）を尊重した医療およびケアの提供について検討することが重要である」として、「終末期医療」という言葉を「人生の終末期における医療」へと変更したことである。

(3) キュア（cure）からケア（care）へ

　死において終わるのは、単なる病気に留まるのではない。そこでは人間そのものが終わるのである。したがって、病気に対する処置はもちろん重要であるが、それ以上に人間に対するケアが重要になってくる。

　キュア（cure）とは治療のことであるが、これは治癒可能な人にのみ効力を発揮する。残念ながら不治の人にはキュアは限界を露呈し、無益とならざるをえない。それに対して、ケア（care）とは和らげること／癒やすことである。手の施し用のない不治で末期の人に対しても、療養上の世話や不快感と苦痛を和らげることは、死のその瞬間まで続く。さらに付け加えれば、死に際してもエンゼルケアやゆかんなど、ケアはシームレスであって終わりがないのである。

　例えば、国立がんセンター名誉総長の垣添忠生医師は、妻が末期がんで手の施しようがなくなったとき、「年末年始はどうしても家で過ごしたい」という妻の思いを叶えるために、自ら在宅ケアを行った。日本を代表するがん専門医が、最期は自宅で妻のために必死に看護を行ったのである。

　　がんを専門とする医師である私の目の前で、がんが妻の命を奪っていく。だが、私にはもう、なす術がなかった。残されているのは、そばにいて見守ることだけだった。意識のない妻のそばで、私は看護の仕事をした。[9]

3. 死にゆく人

　患者の物語における主人公は、まぎれもなく患者本人に他ならない。その死への歩みはまさに物語の幕を引く大事な場面となるゆえに、共演者が出しゃばってしまっては物語が台無しになってしまう。したがって、患者本人に寄り添うことが重要となるが、そのためには相手を十分に理解しなくてはならないのである。

(1) トータルペイン

　死にゆく者は、病気の進行に比例して耐えがたい身体的痛みに苦しめられる。痛みは人格を破壊するものであるゆえに、QOL を低下させ、その人がその人らしくあることを最も妨げる要因となる。したがって、痛みを適切に調整するペインコントロールは、人生の最終段階で医療者に何より求められることである。1967（昭和 42）年に設立された最初の現代ホスピスであるセント・クリストファーズ・ホスピスのイギリス人医師であるシシリー・ソンダース（Cicely Saunders）は、今では当たり前となったモルヒネなどを用いた緩和ケアを確立し、ペインコントロールに関して大きな功績を残した。

　しかし、死にゆく者は「人であることそのもの」を終えようとしているのであるから、身体的痛み以外にも様々な痛みを抱えている。ソンダースは末期患者と関わる中で、患者の痛みが四つの痛みの源泉からなる複合的なトータルペイン（全人的痛み）であることを明らかにした（図 6-6）。1964（昭和 39）年の論文 [10] で彼女は、末期患者の入院の訴えの 7 割は痛みに関する

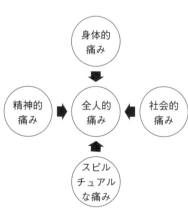

図 6-6　トータルペイン（全人的痛み）
　　　　　　（筆者作成）

ものであるが、身体的痛みが単独で表現されることは稀であって、「私のすべてが悪くなってしまったようだ」と患者は語り、身体的諸症状に加えて精神的痛み、社会的痛み、スピリチュアルな痛みを含んだ表現がなされることを記している。

　身体的痛みとは、病気による体の痛みであり、他にも呼吸苦や全身倦怠などがある。精神的痛みとは、心の痛みのことであり、怒りや悲しみ、不安やうつ状態などがある。社会的痛みとは、人間関係に起因する苦悩、仕事に起因する苦悩、経済的なことに起因する苦悩などのことである。スピリチュアルな痛みとは、霊的痛みや魂の痛みと表現されることもあるが、「死んだら天国に行けるのだろうか」「あの世は存在するのか」などの宗教的な問題に起因する苦悩、「生きる意味はあるのか」「人生の空しさ」などの実存に起因する苦悩、「なぜ〜しなかったのか」「申し訳なさ」などの後悔の念や罪悪感などに起因する苦悩、などを含むものである。これらは別言すれば、自分を見失ってしまった時の苦悩ということができるだろう。

　トータルペインにはトータルケアが必要である。医療者は確かに身体的痛みに対処する専門家でありうるが、それ以外の痛みには、介護士やソーシャルワーカー、カウンセラーやチャプレン、さらに家族はもちろん友人やボランティアなどの存在も欠かせない。したがって、トータルケアはチームケアによって形作られることになる。

(2) 死の受容プロセス

　アメリカの精神科医であるエリザベス・キューブラー・ロス（Elisabeth Kübler-Ross）は、多くの死にゆく患者と関わり、その本人の声に耳を傾け、人が死に際してどのような心理過程を辿るかを明らかにした[11]。これが死の受容5段階説である。人は死の宣告をされたときに一時的な自己防衛として否認する。その後に怒りの感情がこみ上げてくる。さらに「避けられない結果」を先延ばししようと交渉の段階に至る。もはや自分の病気を否定できなくなると、大きな喪失感と取って代わられ、抑鬱状態へ陥る。そして最後には、疲れ切ってすべてを受容する静観状態に入る。これは、絶望的な放棄でもなけ

れば、すべてに感謝する幸福でもなく、長い旅路の前の最後の休息のようなものである。

　一つ付け加えておきたいのは、このような段階の中でも患者は最期まで希望を持ち続けているということである。したがって、医療者もともに歩む家族も決して諦めてさじを投げてしまってはならない。

　　第1段階：否認と孤独　「私のことじゃない」
　　第2段階：怒り　「どうして私なのか」
　　第3段階：取り引き　「…しますから〜して下さい」
　　第4段階：抑鬱（よくうつ）　「もうだめだ」
　　第5段階：受容　「どうにもならない」

　キューブラー・ロスは上記の5段階が重なりながらも順番通りに訪れると述べているが、これを固定的に捉えてしまっては様々な患者の思いを捉え損ねることもありうる。死にゆく者は常に不安で揺れ動いている。したがって、「死の受容5段階」はいつも順番通りに訪れるわけではないということを念頭に置き、それぞれの段階でのその人の思いを理解し受け止め、適切に関わることが重要となる。

（3）人生の最終段階における意思決定

　2006（平成18）年に射水市民病院（富山県）にて、末期患者7人に対して医師が人工呼吸器を取外して死亡させていたことが発覚して大問題となり、この事件は国会でも取り上げられた。そのような中で「尊厳死」のルール化の議論が活発になされたことを背景として、国が主導して専門家による検討会が行われ、コンセンサスの得られるルール作りが進められた。そして2007年5月に「終末期医療の決定プロセスに関するガイドライン」が策定された。

　ここに示されている主な基本方針は、適切なインフォームド・コンセントを実施して患者の自己決定を基本とすること、医療・ケアチームによって慎重に判断すること、可能な限り総合的な医療やケアを実施すること、などであ

る。

　2015 年には名称が「終末期」から「人生の最終段階」に改称された。その後、地域包括ケアシステムの普及や人生会議（ACP）の考え方を踏まえ、医療現場だけでなく介護現場も広く視野に入れて、2018 年 3 月に「人生の最終段階における医療・ケアの決定プロセスに関するガイドライン」[12] として新しく改訂された。そこに記されている意思決定の優先順位をまとめると、以下の通りである。

　①本人の自己決定（適切なインフォームド・コンセント）
　②本人の推定意思（リビング・ウィルなどの確認・尊重）
　③家族との十分な話し合い
　④医療・ケアチームによる本人にとっての最善の方針

　①は本人の意思確認ができる場合であり、②～④は本人の意思が確認できない場合の優先事項を示している。いずれの段階においても単独の判断ではなく、皆で話し合うことが想定されている。

(4) 人生会議（ACP：advance care planning）
　厚労省は人生会議の普及・啓発リーフレットにおいて、「もしものときのために、あなたが望む医療やケアについて、前もって考え、繰り返し話し合い、共有する取組」[13] を人生会議（ACP）と定義している。これは、本人と家族や代理人だけでなく、医療者も含めて皆でともに意思決定を共有しようとする試みであることから、アドバンス・ディレクティブ（事前指示）をさらに包括的に発展させた概念である。プランではなく、プランニングであることが重要であり、その都度の継続した話し合いが求められるのである。厚労省は 2018年に ACP の愛称を公募し、「人生会議」と決定した。

注

1) 厚生労働省HP：https://www.mhlw.go.jp/toukei/saikin/hw/jinkou/kakutei22/dl/03_h1.pdf（2023.12.28 閲覧）

2) 厚生労働省HP：https://www.mhlw.go.jp/toukei/saikin/hw/life/life22/dl/life22-15.pdf（2023.12.28 閲覧）

3) 特定非営利活動法人 日本ホスピス緩和ケア協会HP：https://www.hpcj.org/what/pcu_sii.html（2023.12.30 閲覧）

4) 内閣府『令和5年版高齢社会白書』日経印刷株式会社、2023年、2頁。

5) 日野原重明『「新老人」を生きる ― 知恵と身体情報を後生に遺す ― 』光文社、2001年。

6) 前掲4、27頁。

7) 高齢社会対策基本法第一条。

8) 内閣府HP：https://www8.cao.go.jp/kourei/measure/taikou/pdf/p_honbun_h29.pdf（2023.12.28 閲覧）

9) 垣添忠生『妻を看取る日 ― 国立がんセンター名誉総長の喪失と再生の記録 ― 』新潮社、2009年、8頁。

10) Cicely Saunders, The symptomatic treatment of incurable malignant disease, *The Prescribers' Journal*, 1964; 4, p.68.

11) エリザベス・キューブラー・ロス（鈴木晶訳）『死ぬ瞬間　死とその過程について 完全新訳改訂版』読売新聞社、1998年。

12) 厚生労働省HP：https://www.mhlw.go.jp/file/06-Seisakujouhou-10800000-Iseikyoku/0000197721.pdf（2023.12.29 閲覧）

13) 厚生労働省「人生会議（ACP）普及・啓発リーフレット」：https://www.mhlw.go.jp/content/10802000/000536088.pdf（2023.12.29 閲覧）

参考文献

エリザベス・キューブラー・ロス（鈴木晶訳）『死ぬ瞬間　死とその過程について 完全新訳改訂版』読売新聞社、1998年。

シシリー・ソンダース（武田文和訳）『死に向って生きる末期癌患者のケア・プログラム』医学書院、1990年。

シャーリー・ドゥブレイ（若林一美他訳）『ホスピス運動の創始者シシリー・ソンダース』日本看護協会出版会、1989年。

垣添忠生『妻を看取る日 ― 国立がんセンター名誉総長の喪失と再生の記録 ― 』新潮社、2009年。

内閣府『令和5年版高齢社会白書』日経印刷株式会社、2023年。

中島みち『「尊厳死」に尊厳はあるか ― ある呼吸器外し事件から』岩波書店、2007年。

日野原重明『「新老人」を生きる ― 知恵と身体情報を後生に遺す ―』光文社、2001 年。

Cicely Saunders, The symptomatic treatment of incurable malignant disease, *The Prescribers' Journal*, 1964; 4, pp.68-73.

厚生労働省「令和 4 年人口動態統計」。

https://www.mhlw.go.jp/toukei/saikin/hw/jinkou/kakutei22/index.html（2023.12.28 現在）

特定非営利法人 日本ホスピス緩和ケア協会 HP。

https://www.hpcj.org/（2023.12.30 現在）

第Ⅱ部　生命倫理の成立

第7章

「医の倫理」から「生命倫理」へ

　古来より人間の生命と向き合う職業として確立されていたのは医療者であり、これは現在でも変わらない。怪我や病気と向き合って治療やケアを行うということは、患者の生命を預かり、その生死を左右するがゆえに、医療者には特別な責務が生じることになる。

　それでは、医療者に求められる心得や責務とは何であろうか。

1. 医の倫理

　医学の成立以前にまでさかのぼれば、生命は人智を越えた神の領域に属するものと考えられていた。したがって、かつては、神の領域に仕える聖職者、魔術師などによって治療が行われており、医療は呪術的なものとしての医術であった。具体例を挙げれば、ホメロス（Homelos）の『オデュッセイア』（紀元前8世紀頃）には、「まじないの呪文を唱えて黒い血を止め」[1]たことが記

表7-1　医の倫理綱領の変遷

B.C.400年頃	ヒポクラテスの誓い
1803年	医療倫理：パーシヴァルの綱領 （イギリス版ヒポクラテスの誓い）
1847年	アメリカ医師会の倫理綱領 （アメリカ版ヒポクラテスの誓い）
1893年	ナイチンゲール誓詞 （看護師版ヒポクラテスの誓い）
1948年	ジュネーブ宣言 （現代版ヒポクラテスの誓い）

（筆者作成）

されている。

　そのような状況下で古代ギリシアにおいてヒポクラテス（Hippocrates）が登場し、医術は呪術的なものではなく、医療者の主観によって場当たり的に施されるものでもなく、臨床経験の蓄積によって発見された原理や方法に基づいた技術であり、理性的営みであることが主張され、実践された。ヒポクラテスが科学的視点を持ち込んだことにより、医術が医学として成立することとなる。彼は徹底的に患者を観察しただけでなく、気候と病気との関係も丹念に記述し、根拠に基づいた医療を展開した。このような偉大な功績により、彼は「医学の父」と称せられている。

　医の倫理の最古のものは、紀元前400年頃に記された「ヒポクラテスの誓い」である。ここに医の倫理のすべてが記されている。長い歴史の中で、医療に対する信頼が失墜するような重大事件が起こる度に、その反省から「ヒポクラテスに還れ！」と叫ばれ、原点回帰として、その時代に即した倫理綱領が記されてきた（表7-1 参照）。

（1）医の倫理とは何か

　医の倫理とは、医療という専門領域において、医師（医療者）に求められる徳や心得を示し、果たすべき義務を規定したものである。医の倫理を遵守することにより、医療者と患者との信頼関係が構築され、あるべき医療が実現しうる。医の倫理は医療者の職業規範という性格ゆえに、古代ギリシアから現代まで医療者の間でのみ受け継がれてきた。

（2）医の倫理の特徴

　医の倫理は「ヒポクラテスの誓い」に述べられており、その特徴は主に以下の三つにまとめることができる。その中でも特に重要となるのは、医の倫理の三原則である。

1) 医の倫理の三原則

　医師（医療者）の心得として、医療行為を行う際に常に必ず遵守されてなくてはならないのが医の倫理の三原則である。「ヒポクラテスの誓い」においては、「養生治療を施すにあたっては、能力と判断の及ぶかぎり患者の利益になることを考え、危害を加えたり不正を行なう目的で治療することはいたしません」[2] と述べられている。ここで示されている原則の一つ目は、善行の原則である。これは「医療者は患者にとって利益となる善い行いをしなくてはならない」ということである。二つ目は、無危害の原則である。これは「患者に対して加害はしない」すなわち「患者に対して決して危害は加えない」ということである。三つ目は、正義の原則である。これは「不正を目的とした医療を行ってはならない」すなわち「自分のなすべき正しい医療を行う」ということである。

①善行の原則：患者にとって利益となる善い行いをしなくてはならない。
②無危害の原則：患者に対して危害を加えてはならない。
③正義の原則：不正を目的とした医療を行ってはならない。

　これらをまとめると以下のようになる。医療者であるならば、自分が行う医療行為は患者にとって利益となる善い行為であり、患者に対して害をなさず、正しい医療でなくてはならない、ということである。これは現代の私たちにとって当たり前のことだと感じられるが、逆にいえば、これが当たり前だと感じられるのは、これまでずっとこの概念が普遍的なものとして受け継がれ、一般にも広く浸透しているからなのである。

2) 守秘義務

　「ヒポクラテスの誓い」において、「治療のとき、または治療しないときも、人々の生活に関して見聞きすることで、およそ口外すべきでないものは、それを秘密事項と考え、口を閉ざすことにいたします」[3] と述べられているように、医学が成立した当初から守秘義務は医療者にとって必ず守られるべき義務で

あった。

　もし職務において知り得た患者の情報を医療者が外部に漏らしてしまうな
らば、医療者を信頼して打ち明けた患者を裏切り、患者を周囲からの危険にさ
らすことになりかねないだけでなく、医療そのものへの信用も失墜させること
になってしまう。そうなれば医療者と患者の良好な関係はたちまち崩壊してし
まう。

3）パターナリズム

　医の倫理はパターナリズムという考え方のもとに成り立っている。パター
ナリズムとは「pater + ism」であり、ラテン語で「父」を意味するpaterに由
来し、これに「主義」や「特性」を意味するismが加わったものである。一般
的に父権主義と訳される。父が父となるのは、子との関係においてである。し
たがって、パターナリズムとは「父と子との関係性」のことを指し示している。
この場合の父とは知識や技術を有している専門家のことであり、子とは何も知
らずに無知な素人のことである。医療においては、医師をはじめとする医療者
が専門家としての父であり、医療を学んだことのない患者が素人としての子で
ある。

　両者の関係性は、専門家である父が何も知らない子に対して、子の最善の
利益のためにあれこれ考えて判断して子に授けるというものである。別言すれ
ば、少し横柄に聞こえるかもしれないが、子は素人なのだから余計な口出しせ
ずに、黙って父の教えに従いなさい、ということになる。

　現代では、パターナリズムは悪しきものであると考えられることが多いが、
それは誤りである。パターナリズムが成立つ場合と成立たない場合が存在する
のである。例えば、電車内で知らない人がいきなり「口を開けて下さい」と
言ったら、誰でも不快に感じてその場を離れるだろう。しかし、歯科医院で白
衣を着た知らない人が「口を開けて下さい」と言ったら、私たちは疑問も持た
ずに口を開けるだろう。なぜなら、私たちは白衣を着た人が歯科医師であり、
その人を信頼して安心して治療に身を委ねることができるからである。ここで
はパターナリズムが成立している。

　では、パターナリズムが成立する条件とは何であろうか。一つ目は、医療者の倫理観が存在することである。医療者が患者のために行為し、患者自身もその行為を「自分のためである」と実感していることが重要である。二つ目は、医療者と患者の目的が重なることである。医療者も患者もどちらも「早く回復して退院する」ということを目的としている場合には、患者は医療者の行為に文句を言わず、黙ってそれに従った方が治療効果も高まり、早く回復して退院できることになる。しかし、医療者と患者の目的が異なる場合には、パターナリズムはうまく機能しなくなってしまう。

　例えば、難病患者が人工呼吸器を装着すればまだ生きることができる場合に、医療者は患者の生命を守るために人工呼吸器の装着を勧めるが、患者は人工呼吸器をつけてまで生きたくはないと考えていたとする。パターナリズムはいつでも父である医療者の答えが正解とされ、子である患者の答えは素人意見として切り捨てられてしまう。したがって、この場合は医療者の意見が通って、患者には人工呼吸器が装着されることになる。しかし、この場合それが本当にふさわしい答えとなりうるのだろうか。確かに医学的には正しい判断かもしれないが、それが患者の人生の正解になるとは限らないのである。このように子どもである患者の意向を汲み取ることができないということが、パターナリズムの最大の欠点である。

2.　ヒポクラテス

(1) ヒポクラテスについて

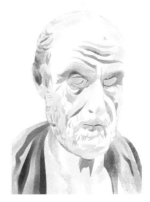

　ヒポクラテスは、同時代の哲学者であるプラトンの著作『パイドロス』や『プロタゴラス』でも医師として描かれており、実在の人物である。
　彼は古代ギリシアのコス島で医師である父ヘラクレイデス（Heraclides）と母パイナレテ（Phaenareta）の息子として紀元前 460 年頃に誕生し、父に師事して自らも医師として活動した。

ヒポクラテス

両親の死後に祖国を離れて異国で多くを学びつつ、ギリシア全土で病気の治療をして尊敬された。彼は長寿で紀元前370年頃に90歳で死去した（他にも85歳や104歳などの説がある）[4]。

　かつて編纂されたいくつかの『ヒポクラテス全集』が現代にまで残されており、彼の医学の全貌を垣間見ることができる（ただし収録作品の真偽については議論がある）。

(2) ヒポクラテスの医学

　ヒポクラテスの医学とは食養生法であり、これは現在の食事療法や栄養管理を意味する。食養生法は古代ギリシア語でディアイタ（δίαιτα）と表記され、英語のダイエット（diet）の語源である。ダイエットとは「痩せる」という意味ではなく、本来は「栄養バランスのとれた食事をとる」という意味である。

　ヒポクラテスの医学の中心をなすのは、身体の中には四つの体液（血液・粘液・黄胆汁・黒胆汁）が流れているという四体液説であり、この体液のバランスが整っている状態が健康で、これが崩れた状態が病気であるとされた。したがって、治療とは崩れた体液のバランスを整えることを意味する。

　現代ではこの四体液説は誤りであることが明らかとなったが、ヒポクラテスの医学をすべて切り捨ててしまう必要はない。なぜなら、病気とは身体の栄養バランスが崩れた状態であるということは、偏った食生活などによって生活習慣病が引き起こされ、過剰摂取を控えて足りない栄養素をサプリなどで補って整えるという現代の振る舞いと重なるからである。

　人間は植物のように光合成によって自らの内に栄養を作り出せないので、栄養となるものを外部から取り入れなければならない。まさに「食べることは生きること」なのである。昔も今も身体を形作るのは、外部から摂取した飲食物に他ならない。それゆえに、崩れた身体のバランスに対して、身体を形作る飲食物でそのバランスを整えるということ（食養生法）が医療となるのである。

　ヒポクラテス医学の根幹をなす考え方は自然治癒である。医療者が自らの知識や技術で患者を治すのではなく、患者に備わっている自然性である自然治癒力（治ろうとする力）を医療者が引き出すことによって患者が回復するので

ある。これは、「病気は自然が治してくれる。自然は、癒すてだてを自力でみつけることができる」[5]という言葉に表れている。

3. 生命倫理成立の背景

　生命倫理が成立したのは偶然ではなく、当時の社会状況を背景とした歴史的必然によるものである。成立の背景として、主に次の三つが挙げられる。一つ目は医療者による人体実験、二つ目は新しい問題の出現（高度医療の登場）、三つ目はアメリカでの権利獲得運動である。

(1) 医療者による人体実験

　人の生命を救うべき医療者が、人類への寄与や国家への貢献、医学の発展や新しい薬の開発などという美名のもとに、パターナリズムを乱用して自ら人の生命を奪っていくという事態が生じることとなった。その最たるものは、第二次世界大戦時の医療者による人体実験である。実験に携わった医療者の大部分は悪魔のような人物ではなく、「人の生命を救いたい」と思って医療者となった普通の人物であった。このような医療者が、戦時中の混乱期とはいえ、知らず知らずに倫理の階段を踏み外して「黒い医療者」へと落ちていったのだった。

1）ナチスドイツによる人体実験

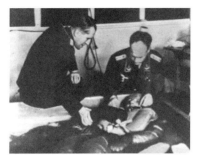

出典：クリスチアン・プロス、ゲッツ・アリ（林功三訳）『人間の価値——1918年から1945年までのドイツの医学』風行社、1993年、99頁

　1932年にナチス党がドイツの国会選挙で第一党となって翌年にヒトラー（Adolf Hitler）が首相となると、「ドイツ民族は最も優れた人種である」と主張し、それ以外の非アーリア人種などを「ドイツ民族の血を汚す存在」として排除していく政策を推し進めていった。また、障がい者なども「生きるに値しない生命」として、「苦悩から解放

する」という名目で排除の対象となった。これはT4計画（実行本部の場所に由来）と呼ばれている。これらを具体的に担ったのが医療者たちであり、ユダヤ人や捕虜たちに対して強制収容所での様々な人体実験を行った。

　アウシュビッツ強制収容所では、「死の天使」と呼ばれたヨーゼフ・メンゲレ（Josef Mengele）医師による遺伝の研究のために200名近い双子が犠牲となった。ここに記すこともおぞましいものばかりであるが、一卵性双生児の血液を交換したり、子ども同士を背中で縫い合わせて結合児にしたりした。また、ダッハウ強制収容所では、超高度圏人体実験（人間がどのくらいの高度にまで耐えられるか）によって低圧室に閉じ込められた約80人が犠牲となり、水中冷却の予防と治療の実験（人間がどのくらいの寒さにまで耐えられ、どう温めたら回復するのか）によって、氷の浴槽に漬けられて冷え切ったところを再び温められられた約90人が犠牲となった。ブーヘンバルト強制収容所では、発疹チフスに感染した血液が捕虜に投与されて150名が犠牲となった。他の強制収容所でも数多くの人体実験が行われた。

2）九州大学医学部生体解剖事件

　日本国内においても医療者による人体実験が実際に行われていた。ここで取り上げるのは、九州大学医学部内で行われた生体解剖である。日本で墜落して捕虜となったアメリカの爆撃機B29の乗組員8名に対して、九州大学医学部の解剖学教室の実習室で合計4回の人体実験が行われ、生きたまま解剖されたという事件である。その目的は、海水の血液代用実験と臓器の切除手術であった。負傷した仲間や日本国民を救うために、不足していた輸血用の血液の代わりに海水を代用血液として使用できないかという実験手術が行われたのである。ここでの唯一の救いは、死ぬことが避けられない被験者たちに対して、せめて苦しみは与えないようにしっかりと麻酔がかけられた上で人体実験が実施されたことであった。

　戦後に事件の関係者は収監され、横浜での軍事裁判にて軍関係者9名、九大医療者14名が有罪判決を受けて巣鴨プリズン（刑務所）で刑に服することとなった。

　刑期を終えて医療者として復帰した者たちは、多くの患者のために尽力するが、心に刺さった黒いトゲに終生苦しみ続けた。後に関係者の一人は、「医師の立場になって後から考えると、どうして良心が疼<ruby>疼<rt>うず</rt></ruby>かなかったか悔やんでいる。事件に関係した医師の中には、心の奥底では今でも罪の意識に苛まれている人もいると聞いている」[6)]と吐露している。

3）その他の人体実験

　戦後になってからも、医学の発展や人類への貢献を旨とした医療者による人体実験は人知れず続けられていた。例えば、ハーバード大学教授のヘンリー・ビーチャー（Henry Beecher）は、医学を正しいものへと導いてその健全さを示すために、権威ある『ニューイングランド医学雑誌（NEJM）』に「倫理と臨床研究」（1966 年）という論文を発表し、公刊された医学論文の中から人権を無視した非倫理的な 22 の実験を告発した。その中で有名なのは、ウィローブルック肝炎研究事件や NY ユダヤ人慢性疾患病院事件である。前者は、感染性肝炎の研究のために、有効なワクチンがあるにもかかわらずあえて使用せず、施設の知的障がい児たちを肝炎にさらして感染させて経過観察した事例である。後者は、がんに対する免疫システムの研究のために、入院していた 22 名の患者の了解なしにがん細胞が注射された事例である。

　また、タスキギー事件（1932 〜 1972 年）も重要な事例である。これはアメリカ公衆衛生局により 40 年にわたって主導された。アラバマ州タスキギー在住の約 600 人の黒人の梅毒患者に対して、病院への送迎や温かい食事、他の治療や検死後の埋葬など、すべて無料で提供するという約束のもとに研究への参加を承諾させたが、実際には治療薬のペニシリンが 1944 年には米国の負傷兵に行き渡るほどに供給されたにもかかわらず、本来の治療は行われずに見せかけの治療に終始し、梅毒がどのように人体を蝕むかを観察した実験であった。

(2) 新しい問題の出現 (高度医療の登場)

　医療技術の進歩や医療機器の発達・新たな開発などによって、今まで救えなかった生命が救えるようになった。例えば、人工受精や代理出産（第1章参照）によって、かつては子どもを諦めなくてならない女性が子どもを授かれるようになり、人工臓器や臓器移植（第4章参照）によって、かつては死を迎えていた人が助かるようになったのである。しかしそのことによって、かつては神の領域であった生命が人為的操作の対象へと変化し、神に代わって人間自身が生死の是非を判断しなくてはならなくなった。

　生と死をめぐる医療問題を人間の倫理的考察の対象とせざるをえなくなったことにより、かつてのパターナリズムは医療者と患者との関係を規定するものとしては限界を迎えることとなった。なぜなら、医療者は人工妊娠中絶をすることもしないことも、人工呼吸器を装着することもしないこともできるのだが、その判断はもはや医療者が下せるものではなく、それを判断し答えを出せるのは、当事者である患者しかいないからである。

1) 人工臓器の登場

　人間の臓器は各人のものとして生まれつき与えられており、各臓器は連携して人間の生命を維持している。したがって、臓器の機能停止は生命を脅かすものとなる。臓器が機能停止しても生命を維持できるように、臓器の代替物として開発されたのが人工臓器である。一般的には、心臓（人工心臓）や肺（人工呼吸器）や腎臓（人工透析器）などの内蔵機能の代行装置を指すが、人工血管や人工骨、眼内レンズやバイオマテリアルとしての細胞シートなど、広く生体機能を代行する装置を含んだ総称として用いられる[7]。

　人工臓器において倫理的問題となるのは、「人工臓器使用の決断の是非」という意思決定の問題や、「人工臓器を誰に使用するのか」という医療資源の配分の問題などである。

　医療資源の配分に関しては、アメリカのシアトル人工腎臓センターで実際に行われていた「神の委員会」（1962年）が有名である。これは、当時は高額の治療費がかかり、台数も少なく希少な人工透析器を誰に使用するのかを決断

する委員会のことであり、地域社会を代表する市民から構成された。誰に人工透析器を使用するのかを決めることは、神の如くに「誰が生きて誰が死ぬのか」を決めることなのである。ここで採用されたのは、社会的評価基準であったが、そもそも同じ人間同士が他者の生命の選別をすることは許されるのだろうか。

2）脳死の誕生と臓器移植

　1967年に南アフリカで最初の心臓移植手術がクリスチャン・バーナード医師により実施された。彼は交通事故で回復の見込みのない脳挫傷の患者の心臓を重篤な心臓病患者に移植し、594日間生存させた。これを皮切りに、世界で多くの心臓移植が行われることになった。日本では1968年に札幌医科大学で和田寿郎教授が最初の脳死心臓移植を実施している（第4章参照）。

　心臓移植の場合は、当然ながら臓器摘出によるドナー（臓器提供者）の死の上にレシピエント（臓器移植者）の生が成立つことから、ドナーの死の決断や臓器提供の意思決定、レシピエントの選定などが新たな問題として浮上することとなった。

　1968年にはハーバード大学医学部の特別委員会が、不可逆的昏睡（回復不能で自発的な脳機能の停止状態）を脳死という新しい死の基準として定義するという報告書を発表した。これは患者の心臓が動いていても脳機能が不可逆的に停止すれば死体となるということを意味していた。従来の心臓死の概念に新たに脳死の概念が提示されたことにより、脳死への賛否の議論が巻き起こり、人々の間に「人の死とは何か」という混乱をもたらす結果となった。

3）具体的事例への対処

　1970年代には、生命をめぐる具体的事例が次々に発生した。眼前で生じるこれらの事例に対して、その是非への判断や対応が早急に迫られた。なぜなら、「いのちは待ってくれない」からである。以下、生命倫理にとって重要な三つの事例を取り上げる。

①ロウ対ウェイド判決（人工妊娠中絶の容認）

　1973年にアメリカ連邦最高裁は、中絶の是非が争われた裁判にて、世界で初めて「人工妊娠中絶は女性のプライバシー権に含まれる」という判決を下した。これは妊婦の意思決定に基づく事実上の人工妊娠中絶の容認である。この判決は、中絶の容認を訴えたテキサス州在住の21歳の女性ジェーン・ロウ（仮名）と訴えられたダラス郡地方検事のヘンリー・ウェイドの名を冠して「ロウ対ウェイド判決」と呼ばれている。この判決で示された母体外生存可能性という概念は、現在の日本の母体保護法にも取り入れられている。

　この判決によって、女性の権利を主張して人工妊娠中絶を認めるプロチョイスと、これに反対して胎児の生命の保護を主張するプロライフとの間に激しい対立が巻き起こり、現在まで続いている（第2章参照）。

②カレン・アン・クィンランの事例（人工呼吸器の取外しの容認）

　1975年にアメリカニュージャージー州で生じたこの事例は、人工呼吸器の取外しの是非という延命中止の問題を世の中に問うた最初の事例であり、結果的にそれを容認するという最初の判断が下された事例である。死ぬ権利が問われた裁判は全米を巻き込んだ論争に発展しただけでなく、日本でも大きく報じられ、尊厳死という言葉を生み出し、死のあり方に一石を投じるものとなった（第5章参照）。

③ルイーズ・ブラウンの事例（体外受精児の誕生）

　1978年にイギリスマンチェスターで、ロバート・エドワーズ博士とパトリック・ステプトー医師の手によって、世界初の体外受精児として約2,600gの女児ルイーズ・ブラウンが誕生した。母親は不妊治療の末に子宮外妊娠によって輸卵管が傷ついて妊娠できない状態であったため、この方法が試みられた。「試験管ベイビー」として世界的に大きな注目を集めた。この技術によって不妊治療への新たな扉が開かれると同時に、人為的な生命操作への扉も開かれることとなった。不妊治療を望む人々には大いに歓迎されたが、その一方で人為的生命操作は神への冒涜であるとして宗教界などから強い反発を招くこと

となった（第 1 章参照）。

(3) 権利獲得運動

アメリカでは 1950 年代半ばから公民権運動（黒人の差別撤廃・権利獲得運動）が展開された。ローザ・パークス（Rosa Parks）（公民権運動の母）に端を発するバスボイコット運動（1955 年）やキング牧師（Martin Luther King Jr.）のワシントン大行進（1963 年）などもあり、1964 年に公民権法が制定された。ここにおいて、法の下での人種差別は撤廃されて、黒人の公民権が確立した。この運動に呼応する形で 1960 年代には、「ウーマンリブ」と呼ばれる女性の権利獲得運動が展開される。

これらの権利獲得運動は、患者の権利獲得運動にも波及していく。1973 年にアメリカ病院協会（AHA）が、患者の権利を定めた最初の「患者の権利章典」を制定した。その後、世界医師会によって「リスボン宣言」（1981 年）が制定されたことにより、世界レベルで医療領域における患者の権利が認められた（次節リスボン宣言参照）。

4. 生命倫理の幕開け

人間は誤りを犯すが、その誤りを反省して正すことができるのもまた人間である。前節で見たような医療者による人体実験などの非人道的な医療への反省から、様々な規範が宣言として示されてきた。ここでは生命倫理の成立に寄与した各宣言について取り上げていく。

(1) ジュネーブ宣言

世界医師会（WMA）は、1947 年に世界 27 カ国の医師が一堂に会して、「医学教育・医学・医術および医の倫理における国際的水準をできるだけ高め、また世界のすべての人々を対象にしたヘルスケアの実現に努めながら人類に奉仕すること」[8] を目的として設立された。

ジュネーブ宣言は、医療者による人体実験の反省を踏まえて医療の原点に

立ち返るために、1948年にジュネーブでの第2回世界医師会総会で採択された。その特徴は、「現代版ヒポクラテスの誓い」と称されるように、「患者の健康を第一の関心事とする」という善行の原則、「患者の生命を尊重する」という無危害の原則、「患者を差別しない」「医学を悪用しない」という正義の原則、などの三原則と守秘義務である。ここにはまだ医の倫理のパターナリズムの考えが色濃く反映されている。

　ジュネーブ宣言は、3回の改訂（1968年、1983年、1994年）と編集上の修正（2005年及び2006年）、2017年の大規模改訂を経て現在に至っている。特に2017年の改訂では、全体の構成が変化したことに加え、autonomy（自律）という文言が入ったこと、good medical practice（良質な医療行為）に従うという文言が付け加えられたこと、医療の伝統を重んじるだけではなく、医療の進歩にも言及していることが大きな変更点である。

(2) 被験者の権利の確立

　第二次世界大戦下の医療者による人体実験は、それを行った医療者だけに留まらず、医療全体の信用を失墜させることとなった。それでは人体実験をすべて止めてしまえば問題は解決するのだろうか。しかし、私たちは人体実験を止めることはできない。なぜなら、治験という形での人体実験がなければ、新薬の開発も医療技術の進歩も望めないからである。かつての愚行を繰り返さず、適切に人体実験を行うためには何が必要となるのだろうか。

1) ニュルンベルク綱領（宣言）

　ニュルンベルク綱領は、ナチスドイツの戦時下における人道的罪を裁くニュルンベルク軍事裁判に引き続いて行われたアメリカによる継続裁判で、人体実験を行った医師たちに対しての裁判（アメリカ軍事法廷）の中で1947（昭和22）年に示されたものである。全部で10項目からなり、その最初に「被験者の自発的同意は絶対的本質的なものである」という被験者の意思決定の尊重が力強く掲げられている。さらには、そのための「被験者に十分な知識と理解を与えること」にも触れられており、インフォームド・コンセントの原型を垣

間見ることができる。全体的に被験者を大きな危険にさらさないという被験者保護への配慮が強く打ち出されている。

　ニュルンベルク綱領は意思決定を被験者に委ねた点で歴史的に意義あるものだったが、これは残虐な人体実験を行ったナチスの医療者たちに対する戒めであって、普通の医療者とは無関係であると、当時の医療者たちに捉えられてしまったことは不幸なことだった。

2）ヘルシンキ宣言

　ヘルシンキ宣言は、1964（昭和 39）年のヘルシンキでの第 18 回世界医師会総会で採択された。その目的は、臨床研究にあたる医師たちへの指針を示すことであった。ジュネーブ宣言を踏まえつつも、ニュルンベルク綱領の影響を受けてパターナリズムからは脱して、「被験者に対する説明」と「自発的な意思による同意」というインフォームド・コンセントが記されている。ここにおいて被験者の権利が確立されることとなった。また、臨床研究に関して、「患者の治療が目的の臨床研究」と「治療的価値がない臨床研究」とに分けてそれぞれ言明している点が実践的である。

　ヘルシンキ宣言は、採択から 9 回の修正（1975 年、1983 年、1989 年、1996 年、2000 年、2002 年、2004 年、2008 年、2013 年）を経て現在に至っている。これは医療者自らが制定した規範であり、今でも研究倫理の礎をなすものとして大きな役割を果たしている。

3）ベルモント・リポート

　ベルモント・リポートはタスキギー事件を受けて 1972（昭和 47）年に成立したアメリカの国家研究法で定められた国家委員会によって、実践的な研究倫理規範として 1979 年に公表されたものである。原則の列挙で使用しづらかったニュルンベルク綱領の欠点を改善し、三つの原則とその適用からなっている。三つの原則とは、一つ目は人格の尊重であり、その適用方法としてインフォームド・コンセントが挙げられている。二つ目は善行であり、その適用方法としてリスク・ベネフィット評価が挙げられている。三つ目は正義であり、

その適用方法として被験者の選択が挙げられている。

　これまでの倫理綱領と異なる特徴は、人格の尊重において、自律の尊重に加えて、「自律を欠いている者は保護されなくてはならない」ということを明記したことである。また、「害してはならない」「利益の拡大と害の最小化」という形で、無危害の原則を善行の原則に取込んだことも見逃せない。

(3) 患者の権利の確立

　被験者の権利が確立された後に十数年の時を経て、これがようやく患者の権利にまで拡大されることとなった。アメリカでの患者の権利獲得運動を背景として、1981 年の世界医師会（WMA）のリスボン宣言にてようやく患者が主役の医療が実現することとなった。

1）リスボン宣言

　リスボン宣言は、1981（昭和 56）年にリスボンにおける第 34 回世界医師会総会で採択された。ヘルシンキ宣言で記されたインフォームド・コンセントの概念がここにも引き継がれて、これが患者にも及ぶこととなり、患者の権利が確立された。患者が主語として記されており、医師を自由に選ぶ権利を有すること、十分な説明を受けた後に治療を受け入れるか拒否するかの権利を有するというインフォームド・コンセントが記されている。

　リスボン宣言は、採択から 2 回の修正（1995 年、2005 年）と 2015（平成 27）年の再確認を経て現在に至っている。最初は 6 項目であったが、現在は 11 項目にまで拡大され、意識のない患者や無能力者に対する意思決定についての事項、情報に対する権利や健康教育を受ける権利についても付け加えられている。患者の権利を記した宣言として大きな意義がある。

5.　生命倫理の誕生

(1)「生命倫理」という言葉

　序章で述べられているように、生命倫理という言葉はギリシア語のbios
と倫理ethicsの合成語であり、これはがんの研究者であったポッターの
『bioethics』(1971 年)によって、生存の科学 (現在の環境倫理学のような概念)
として用いられたのが世間の目に触れることになった最初である。ただし、す
でにその前年にも同名の論文が発表されている。

　そして、偶然ほぼ同時期に別の場所でもbioethicsという名称が誕生してい
た。それはこれから新しく生み出される生命に関する統合的研究所 (現在のケ
ネディ倫理研究所) の名前として思いつかれたものであった。この研究所を設
立したアンドレ・ヘレガース (André Hellegers) らによって、生物学と倫理
学を合わせた学問領域としてこの名称が用いられたのである。

　生命倫理は、広義の意味では医療倫理に加えて動物倫理や環境倫理をも含
む生命全体の倫理を表すが、一般に用いられている狭義の意味では人工妊娠中
絶や安楽死・尊厳死の是非などをはじめとする生命医療の領域での諸問題にお
ける倫理を表す。

(2) 生命倫理研究所

　生命倫理の誕生に大きく寄与したものとして、二つの生命倫理研究所の存
在も欠かすことができない。専属の研究所の設立によって、生命倫理は本拠地
を獲得したのである。

　最初に設立されたのはヘイスティングス・センター(1969 年)である。当時、
中絶問題を研究していた哲学者のダニエル・キャラハン (Daniel Callahan) は、
この問題を論じるためには様々な観点からの学際的研究の必要性を感じてい
た。そこで精神科医のウィラード・ゲイリン (Willard Gaylin) の協力を得て、
「人類の価値と科学の研究センター」(後に改称)を設立した。ここは独立した
民間研究所として、理論と実践をつなぎ、専門家と一般市民との架橋に大きく

貢献した。

　もう一つはケネディ倫理研究所（1971 年）である。ジョージタウン大学の医学博士だったアンドレ・ヘレガースと哲学者で宗教者でもあったロバート・J・ヘンレ（Robert J. Henle）学長によって、ケネディ財団の資金提供を受けて大学内に開設された。大学に所属するアカデミックな研究所という性格を有しており、教授資格やフェロー資格を授与し、多くの講座を開くなど、多くの研究者を育てて学術的側面で重要な役割を果たした。特に、この研究所に所属していたライクによる『生命倫理百科事典』（1978 年）の出版や、ビーチャムとチルドレスによる『生命医学倫理』（1979 年）の出版は、生命倫理を学問として形作ることに大きく貢献した。

(3) 四原則の登場

　生命倫理の四原則は、生命倫理の中軸をなすだけでなく、現代医療の根幹をなすものである。これは先述の『生命医学倫理』にて提唱され、幅広く浸透している。医の倫理から受け継がれてきた三原則（善行の原則・無危害の原則・正義の原則）に、患者の自己決定を重視した自律尊重の原則が付け加わったものである。ここに至るまでの流れは本章で述べてきた通りである。生命倫理の四原則の詳細な内容に関しては、次章にて取り上げていく（第 8 章参照）。

注
1）ホメロス（松平千秋訳）『オデュッセイア（下）』岩波書店、1994 年、196 頁。
2）ヒポクラテス（大槻マミ太郎訳）「誓い」、大槻真一郎編訳『ヒポクラテス全集 第一巻』エンタプライズ株式会社、1985 年、581 頁。
3）同上、582 頁。
4）ソラノス（岸本良彦訳）「エペソスのソラノスによるヒポクラテス伝」、大槻真一郎編訳『ヒポクラテス全集 第一巻』エンタプライズ株式会社、1985 年、61-67 頁。
　なお、ヒポクラテスの母に関しては、プラクシテアと伝えている説もある。
5）ヒポクラテス（近藤均訳）「流行病第六巻」、大槻真一郎編訳『ヒポクラテス全集 第一巻』エンタプライズ株式会社、1985 年、708 頁。
6）東野利夫『真相「九大生体解剖事件」最後の目撃証人の実証記録』文藝春秋企画出版部、2019 年、381 頁。

7)　一般社団法人 日本人工臓器学会 HP：https://www.jsao.org/public/what/（2023.11.16 閲覧）
8)　公益社団法人 日本医師会 HP：https://www.med.or.jp/doctor/international/wma/003453.
　　html（2023.11.12 閲覧）

参考文献

アルバート・R・ジョンセン（細見博志訳）『生命倫理学の誕生』勁草書房、2009 年。

アルバート・R・ジョンセン（藤野昭宏・前田義郎訳）『医療倫理の歴史 ― バイオエシックス
　　の源流と諸文化圏における展開 ―』ナカニシヤ出版、2009 年。

クリスチアン・ブロス、ゲッツ・アリ編（林功三訳）『人間の価値 ― 1918 年から 1945 年まで
　　のドイツの医学』風行社、1993 年。

グレゴリー・E・ペンス（宮坂道夫・長岡成夫訳）『医療倫理 1 よりよい決定のための事例分析』
　　みすず書房、2000 年。

グレゴリー・E・ペンス（宮坂道夫・長岡成夫訳）『医療倫理 2 よりよい決定のための事例分析』
　　みすず書房、2001 年。

デイヴィッド・ロスマン（酒井忠昭監訳）『医療倫理の夜明け　臓器移植・延命治療・死ぬ権
　　利をめぐって』晶文社、2000 年。

トム・L・ビーチャム、ジェイムズ・F・チルドレス（永安幸正・立木教夫監訳）『生命医学倫
　　理』成文堂、1997 年。

ヒポクラテス（大槻真一郎編訳）『ヒポクラテス全集 第一巻』エンタプライズ株式会社、1985 年。

ヒポクラテス（大槻真一郎編訳）『ヒポクラテス全集 第二巻』エンタプライズ株式会社、1987 年。

ヒポクラテス（大槻真一郎編訳）『ヒポクラテス全集 第三巻』エンタプライズ株式会社、1988 年。

ルチャーノ・ステルペローネ（小川熙訳）『医学の歴史』原書房、2009 年。

香川知晶『生命倫理の成立人体実験・臓器移植・治療停止』勁草書房、2000 年。

生命倫理と法編集委員会編『資料集　生命倫理と法』太陽出版、2003 年。

東野利夫『真相「九大生体解剖事件」最後の目撃証人の実証記録』文藝春秋企画出版部、2019 年。

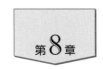

生命倫理四原則

1. 個人主義の生命倫理

(1) アメリカ型生命倫理四原則の背景

　研究倫理については、第二次世界大戦後、ニュルンベルク裁判の結果作成された「ニュルンベルク綱領」（1947 年）、世界医師会による「ヘルシンキ宣言」（1964 年）といった倫理綱領がある。他方で、ニュルンベルク裁判でナチスドイツによる非人道的行為の数々を詳らかにしたアメリカにおいても、タスキギー事件の発覚（1972 年）、中絶された生きた胎児の研究利用の是非という問題が発覚した。アメリカ連邦政府は、このような生命倫理の問題を解決するために 1974 年に「国家研究規制法」を制定し、医師、生命医学研究者、法律家、倫理学者などによる連邦委員会を新設した。その連邦委員会の一つが「生物医学・行動科学研究の被験者保護のための国家委員会」である。

　1978 年に生物医学・行動科学研究の被験者保護のための国家委員会が、「ベルモント・レポート　研究の被験者を保護するための倫理原則とガイドライン」を承認した。アメリカ型の生命倫理四原則の原型は、この「ベルモント・レポート」に記された三原則にみられる。「ベルモント・レポート」では、主に研究倫理における被験者保護の観点から「人格の尊重」「善行」「正義」という三原則が掲げられた。これらの原則を用いて、インフォームド・コンセントによる自己決定の自由、被験者が被る利益・リスクの評価、配分的正義などを導き出した。

　「ベルモント・レポート」の作成に寄与したビーチャム（Tom L. Beauchamp）とチルドレス（James F. Childress）は『生命医学倫理』（1979 年）において、「ベルモント・レポート」で提示された三つの原則に「無危害の原則」

を加えた四つの生命倫理原則を提案した。

(2) アメリカ型生命倫理四原則

　生命倫理四原則とは、「自律尊重の原則（Respect for Autonomy）」「善行の原則（Beneficence）」「無危害の原則（Non-maleficence）」「正義の原則（Justice）」である。この生命倫理四原則が提唱された背景には、場当たり的ではない一貫性のある倫理的判断を導く必要性、国家による規制と自由のバランス、倫理理論と医療現場の乖離（かいり）をなくすということが要請されていたこともある。

　「自律（autonomy）」は、ギリシア語のautos（自分自身）とnomos（法）に由来し、本来の意味は自己の法である。それが次第に個人のプライバシー、自己決定という意味で使用されるようになった。アメリカ型バイオエシックスでの「自律尊重の原則」とは、患者・被験者の自己決定権として解釈される。つまり、患者・被験者自身による治療の選択を医療者は尊重しなければならないというものである。くわえて、自律が難しい患者に対してはその保護をも含む。

　インフォームド・コンセントが成立する際に、他者の強制的・支配的な誘導に従うことなく、自己の価値ある決定を行う。つまり、「自律尊重の原則」は、患者が自らの病気・疾患について適切な情報を得て、自分にふさわしい治療を選ぶことが大切であるということにつながる。また、医療従事者は、患者が何らかの決定をする手助けをすることも要請される。

　このような「自律尊重の原則」は「自律」そのものに価値があるという考え、もしくは幸福のために自律は価値があるという考えによって支持される。前者の「自律」それ自体に価値があるという考えは、カントの定言命法によって（仮言命法のような条件付けなく）、「自律」を認める。後者の幸福に寄与する手段として「自律」を理解することは、功利主義の立場から認められる。なぜなら、功利主義においては、結果的に多くの人に幸福をもたらす行為が良い行為とされているからだ。また、自由に意思決定を行う主体を尊重することは、カントの人格（パーソン）の尊重及びJ・S・ミルの自由概念の影響が認められる。

　「善行の原則」とは、患者・被験者に利益をもたらすことをしなさいというものである。患者・被験者の利益とは何であろうか。利益については、心理的なものなのか、本人の欲求を満たすことなのか、客観的にリストアップできる類のものであるのか考える必要がある。さらに、患者・被験者との関係性も問題となる。患者（相手）とどのような関係であるのかによって善行の範囲は限定されうる。また、「善行の原則」に従って行為する際には、その利益と害悪を比較することも必要となってくる。

　「無危害の原則」とは、患者・被験者に意図的に害悪、危害（harm）を加えてはならないということである。つまり、患者・被験者自身に対して悪意を伴う行為を行ってはならないのである。外科手術を考えるとわかりやすいが、医療行為の中には患者の身体・精神に対して高い侵襲性を含むものがある。さらに、患者・被験者に危害が及ぶ危険性がある場合は、患者・被験者に対して危害が及ばないようにしなければならない。

　「正義の原則」とは、「等しいものについては等しく扱い、等しくないものは等しくないように扱う」というもので、より生命倫理に近い文脈でいうと、患者・被験者に利益と負担を公平に配分すべきであるというものである。この原則では、「公平（equality）」と「公正（fairness）」という二つの概念が重要となる。

　「公平」とは、平等に利益と負担を配分することである。医療においては、ミクロレベルでは誰に対して優先的に治療をするのか、言い換えれば、誰の命を救い、誰の命を犠牲にするのかという問題、マクロレベルでは国家予算におけるどの程度医療に予算をさけるのか、医療関係の予算の中でどの分野を重点的に支援するのかという問題に関わる。

　「公正」とは、公平さを担保するための規則の正当性を問う。誰の命を救うのかを公平に決める場合、何らかの基準を持ち出すが、その基準に偏向があってはならないし、多くの人が納得するような規則でなければならない。規則は全員に共有され、守られることを前提とする。

　「正義」には次章で取り上げるように様々な意味があるが、医療の問題では、社会における公正で平等な配分が成立することを目指す「配分的正義」という意味が重要である。

　さて、平等な配分をするためにはその規則の正当性が問題になるが、まさにその問題が「正義の原則」における、形式的原理と実質的原理である。形式的原理とは、「等しいものは等しく扱わなければならず、等しくないものは等しくないように取り扱わなければならない」[1]というものである。これが形式的といわれるのは、何が、どのような点が等しいとするのかまったく言及していないからである。形式的原理だけでは、何を等しいとみなすのか言及していないので、実際の医療問題に使えず、実質的原理が必要となる。例えば、年齢による基準を実質的原理と考えれば、18歳以上であれば、○○できるというようなものである。

　ここで医療における利益と負担を公平に配分しようとする際に、「正義の原則」において何を実質的原理に置くのかということが問題となる。その実質的原理は、利益を公平に配分してもらう資格をもつ基準になるからである。その基準を満たす者に対して利益を配分する。実質的原理にどのような特徴を選ぶのかについては慎重に考える必要がある。

　このようなビーチャムとチルドレスによる生命倫理四原則に対して批判もあるにせよ、WHOが1998年に発表した「遺伝医学と遺伝サービスにおける倫理的問題についての国際ガイドラインの提案」にも影響を与えたという点からも生命倫理において画期的出来事であった。

(3) アメリカ型生命倫理四原則の問題

　ビーチャム、チルドレスの提唱した四原則同士が対立する場合はどうするのだろうか。例えば、「自律尊重の原則」を「善行の原則」よりも優先する場合、ヒポクラテスの誓いに由来する医の倫理「患者のためになることをせよ」を制限することになってしまう。これは、四原則の中でどの原則を優先するのか、原則同士の優先順位の問題である。

　一つの解決策は、医師と患者の信頼関係に基づく「善行の原則」を重要視し、その一部に「自律尊重の原則」が含まれると解釈する方法である。このように原則同士に優先順位、例えば、「自律尊重の原則」が他の「善行の原則」「無危害の原則」「正義の原則」よりも重要であるというような方法がある。

　また、原則同士の対立については、「例外がない義務」「一応の義務」「本来の義務」という道徳的義務の区別の中で四原則は「一応の義務」に当てはまるとし、一応の原則中心主義をとるという解決策もある。原則同士の対立は、「一応の義務」同士から「本来の義務」を導き、この「本来の義務」がその場でするべきことであると考える。しかし、「本来の義務」をどのように、その場しのぎにならずに導くのかという点は議論の余地がある。

　現実的問題として四原則に沿って医療現場におけるジレンマを解消することが難しい場合がある。その際、四原則に頼らないのであれば、どのような解決策があるだろうか。一つは、決疑論（Casuistry）がある。決疑論とは、これまでの個別事例に対してどのような判断を行ったのかを集めている分類表に基づき、目前のケースに対して具体的な行動指針（倫理的判断）を導く方法である。そして、分類表のどのケースと一番似ているかを類推する。分類表には、ケースごとにどのような具体的行動をすべきかが書いてあるため、それに従う。決疑論の良い点は、生命倫理四原則から具体的行動を導く場合に原則同士の対立が生じた際に、具体的行動指針を導けないという懸念を回避できることである。具体的には、ジョンセン（Jonsen, A. R.）らによる四分割表がある（図8-1）。これは、①医学的適用（medical indication）、②患者の選好（patient's preference）、③QOL（Quality of Life：生活の質）、④周囲の状況（contextual features）に沿って記述し、倫理的判断を下す際の参考にするというものである。

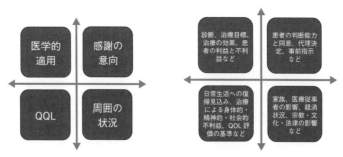

図8-1　四分割表　症例検討シート

　他方で、これまでの個別事例における具体的行動指針という分類表からア
ナロジーを使用し、取り扱っているケースにおける具体的行動指針を決めると
き、どのような点を類似として取り上げるのかという問題がある。さらに、ア
ナロジー（類推）の形式を使用している以上、類似性をどこに見い出すのかと
いう問題は常に残り続ける。
　決議論とは別の方向から具体的な行動指針を導く方法として、共通道徳理
論がある。共通道徳理論とは、誰でも同意するだろう道徳規則を体系的に論
じ、合理性、公平性を備える、一つの道徳理論を作り上げそこから、直接具体
的な行動指針を導くというものである。生命倫理四原則が複数の規範倫理（義
務論、功利主義、徳倫理学）を背景にもつのとは異なり、共通道徳理論という
ものを打ち立て、そこからシンプルに具体的な行動指針を導こうというもので
ある。
　ビーチャム／チルドレスによるアメリカ型四原則は、アメリカ社会の根底
にあるプラグマティズムの伝統の中にあり、現代社会で生じた現実的問題に対
するアプローチとして捉えることができる。それに対して、生命倫理の議論の
基礎となる「尊厳」「人格」「人間性」「道徳的地位」というような概念を分析
し、即時的ではないが、幅広い射程を持つのがヨーロッパ型生命倫理四原則で
ある。

2.　人格重視の生命倫理

(1) ヨーロッパ型生命倫理四原則

　欧州連合（EU）のヨーロッパ委員会は、1998 年に「バルセロナ宣言　生命
倫理と生命法における基礎的な倫理原則」において「自律（autonomy）」「尊
厳（dignity）」「不可侵性（integrity）」「脆弱性（vulnerability）」の四原則を提
示した。
　ヨーロッパ型の「自律」とは、アメリカ型生命倫理四原則の「自律尊重の
原則」よりも自己決定権の意味合いは限定的である代わりに、「①思考ができ、
人生の目標を設定できる能力、②道徳的直観をもち、自己律法が行え、プライ

バシーを守ることができる能力、③外部からの強制を受けずに思考や行為が行える能力、④政治的な行動ができ、自己責任を保てる能力、⑤インファームド・コンセントを行える能力[2]」といった５つの能力すべてを含んでいる。「自律」とは、多方面にわたる人間の能力（その能力を発揮できる外的環境も含む）と捉えられている。

「尊厳」の概念には様々な意味があり、一定の定義を与えることは困難ではあるが、根底にあるのは「道徳的地位を有するものは、目的のための手段ではなく目的そのものとして尊重される」という考えである。「尊厳」概念は「人間の尊厳」「個人の尊厳」「類としての尊厳」「生命の尊厳」というように様々な文脈で使用されている。「人間の尊厳」をポジティブに定義しようとすると困難を伴うが、「人間の尊厳」が侵害されている状況は脳裏に浮かびやすいのではないか。例えば、いじめの被害にあっている状況、強制労働下にある状況、少数民族に対する国家的迫害状況、虐待されている状況、騙され詐欺にあう状況である。これらの状況は当事者の尊厳を著しく傷つけているといえる。加えて、「尊厳」概念は「類としての尊厳」「生命の尊厳」という言葉遣いでも示されているように人間だけを想定しているのではなく、自然物、生物等により幅広く適用される可能性をもつ概念である。尊厳があるといわれたものは、通常であれば道徳的地位を有すると考えられる。

「不可侵性」とは、「統合性」とも訳され、「人間が介入・改変すべきでない生命の核心部分を保護すべきである[3]」という原則である。例えば、エンハンスメントにみられるような身体的・精神的介入においては、決して改変してはならない人間の重要部分があるという主張につながる。さらに、この「不可侵性」の概念は、「尊厳」概念と同様に人間だけではなく、自然物、生物といった広範囲に用いられる概念である。

「脆弱性」は、「傷つきやすさ」とも訳される。「脆弱性」の概念については、「人間に備わる普遍的な脆弱性」、人間に生まれながらに備わっているものという意味と「特殊な状況による脆弱性」、保護の対象として脆弱性を有する個人、グループという意味がある。前者は人間の身体的な弱さ、老化し、病気にかかりやすく、死を迎える人生の有限さから、どのような人間でも逃げることがで

きない人間存在の根幹を指す。人間を「弱い存在」とみなすことが基底にある。後者は、まわりの人々に保護すべき義務を生じさせるような「自律」または「尊厳」、「不可侵性」が侵害されているような存在をさす。このような存在者に対して、「自律」、「尊厳」、「不可侵性」を侵害することを禁止するだけではなく、「自律」、「尊厳」、「不可侵性」を保持するように働きかけることも求めている。

(2) ユネスコ「生命倫理と人権に関する世界宣言」への系譜

　バルセロナ宣言に見い出された「自律」「尊厳」「不可侵性」「脆弱性」の四つの概念は、2005年にユネスコが発表した「生命倫理と人権に関する世界宣言」の中で以下のように引き継がれている[4]。

「生命倫理と人権に関する世界宣言」（2005年）
第3条－人間の尊厳及び人権
a）人間の尊厳、人権及び基本的自由は十分に尊重される。
b）個人の利益及び福祉は科学又は社会のみの利益に優越すべきである。

第5条－自律及び個人の責任
意思決定を行う個人の自律は、当人がその決定につき責任を取り、かつ他者の自律を尊重する限り、尊重される。自律を行使する能力を欠く個人に対しては、その者の権利及び利益を守るための特別な措置が取られる。

第8条－人間の脆弱性及び個人のインテグリティの尊重
科学知識、医療行為及び関連する技術を適用し、推進するにあたり、人間の脆弱性が考慮されるべきである。特別に脆弱な個人及び集団は保護され、そのような個人のインテグリティは尊重されるべきである。

　第3条では人間の「尊厳」、人権について、第5条では「自律」について、第8条では「脆弱性」、「統合性」について語られている。このように主要な四つの概念の基本的理解は、「バルセロナ宣言」を受け継いでいる。

　「脆弱性」概念は、ユネスコが 2008 年に作成した倫理教育プログラム「生命倫理コア・カリキュラム」により詳しく記されている。人間の脆弱性を尊重する原則を保持するという基本路線は変わらず、何に対して脆弱であるのかという観点から、①生物学的、身体的な脆弱性、②社会的な脆弱性、③文化的な脆弱性をそれぞれ以下のように説明している。

　①生物学的、身体的な脆弱性とは、老化、病気と疾患になりやすさ、死に対するもののような生物学特徴から生じるものと、飢饉（ききん）、地震、台風、汚染などの自然的・人為的脅威に体して生じるものがある。
　②社会的な脆弱性とは、戦争、犯罪、偏見、差別、残虐性、無関心による社会的脅威に対する人間の脆弱性、入院生活、収容生活による脆弱化、社会環境・条件による脆弱性をいう。
　③文化的な脆弱性とは、共同体、地域の文化に典型的な価値観の脆弱性に関わる[5]。

　「脆弱性」概念について、人間を身体的・精神的に弱くあるものという視点から考えると、ヨーロッパ型生命倫理の根底にある人間観は、完結したパーフェクトな自己決定ができる自己ではなく、その身体性に由来する弱さを本来的に有しながらも他者との働きかけによる関係性的自己であるといえる。

(3) 文化多様性・多元主義と文化的相対主義、倫理的相対主義

　ユネスコの「生命倫理と人権に関する世界宣言」へと引き継がれた四つの概念以外に重要な点は、以下のように文化多様性、多元主義に言及している点である。

第 12 条－文化多様性及び多元主義の尊重

　文化多様性及び多元主義の重要性は十分な考慮が払われるべきである。しかしそのような考慮は、人間の尊厳、人権及び基本的自由、並びに本宣言に定める原則を侵害し、その適用範囲を制限するために援用されない[6]。

　ここで言われているのは、文化多様性及び多元主義は重要であり、尊重されるが、より基本的概念である人間の尊厳、人間の人権、基本的自由を侵害、制限することがあってはならないということである。つまり、多様な文化による価値の違いは認めるが、文化多様性を擁護するという理由で、人間の尊厳を損なう行為は正当化されないのである。人間の尊厳を損なう行為とは、議論の余地があるため、深入りはしないが、文化・地域に固有な習慣を例にあげよう。

　例えば、幼児婚、女性器切除は各文化・地域に特有な習慣ではあるが、人間の尊厳、人権を侵害していることにならないだろうか。ユネスコによる「生命倫理コア・カリキュラム」第2部の教材においては、次のような事例が引き合いに出され、議論を促している。なお、女子の割礼については、「リプロダクティブ・ヘルス（reproductive health：性と生殖に関する健康）」の実現においても問題となる。

事例：女子の割礼

　BE夫人が6歳の娘を連れてGH医師を訪ね、娘を安全に「割礼」してほしいと頼みに来る。BE夫人は、家族の住んでいるやや孤立した地域社会では、娘が割礼をしていなければ結婚相手にふさわしくないと思われるのではないか、また、遠い親戚や若い同輩にまでも否定的に思われるのではないかと恐れて処置をしてほしいのだと説明する。そして、上の娘二人の手術は昔ながらの助産師に頼んだがひどい出血と感染症を起こしたので、この手術はGH医師にしてほしいと頼む。夫人は、GH医師がしてくれなければ、一緒に住んでいる義母が慣習上自分で手術を行うか、もしくは、昔ながらの助産師のところに連れて行くと言い張るだろうとつけ加える。ここの管轄においてこの行為を禁ずる法律はない[7]。

　文化多様性を尊重し過ぎると、文化的相対主義、倫理的相対主義に陥る。言い換えれば、「良い／悪い」「正／不正」が文化、集団、究極的には個人によって倫理的判断が異なることを認めることになる。倫理的判断が人それぞれとい

うことは、日常生活の中では「私はこの行為は良いことだと考えるけれど、あなたは同じ行為に対して悪いと考える」ということが成り立つということだ。

　このような倫理的相対主義の立場を維持するのは困難が伴う。なぜなら、倫理的相対主義は、倫理的判断の拠り所となる基準はなく、個々の倫理的判断を認めるからである。ということは、その倫理的相対主義の主張自体は、拠り所となる基準ではないということになる。拠り所となる基準ではないのに、なぜ倫理的相対主義の立場をとる必要があるのかということに答える必要が出てくるからである。

　文化多様性、多元主義は尊重されるが、人間の尊厳、人権を侵害、制限しない限りということである。極端な文化多様性、多元主義に基づく価値判断は、文化的相対主義、倫理的相対主義の立場になりやすい。倫理的相対主義には、その立場自体が抱える問題がある。以上のように、ヨーロッパ型生命倫理四原則の大きな流れにおいては、アメリカ型生命倫理四原則とは異なり文化多様性、多元主義を認めながらも普遍性を志向する特色があるといえる。

(4)「尊厳 (dignity)」概念

　本章第2節（1）では、ヨーロッパ型生命倫理四原則においては、「尊厳」は人間だけでなく、自然物、生物等をも想定している可能性があると述べた。もし「尊厳」が人間だけではなく、自然物、生物にも適用される言葉であるならば、その言葉の意味は何をいわんとしているのだろうか。

　「尊厳」概念の定式化の試みは、尊厳を損なう行為から尊厳がある状態を考える方法、基本的人権から尊厳があることの内実を決める方法の二つがある。前者の方法は本章第2節（1）にて、尊厳が侵害されている状況を考察した。後者の方法は、自由権、社会権等の基本権を持つ前提に尊厳がある状態と考える。ここでの「尊厳」は、人間を対象としている。

　「尊厳」への批判は、主に「1）尊厳概念は空虚である、2）尊厳概念に基づく判断は、恣意的である、3）尊厳概念は、他の道徳原則や法原則を強調する働きしか持たない余分な概念である」[8]というものがある。抽象的な概念であるがゆえに受ける批判であるが、どのような反論が可能だろうか。それとも、

「尊厳」概念は中身のない、議論を止めてしまう言葉なのだろうか。

　「尊厳」概念については、時代により異なる意味づけがなされている。時代によっては「人間の尊厳」は、社会の中の一部の人たちにしか適用されない時期もあった。それが、近代になり、社会の地位に関係なく人間であるという理由で尊厳を有するとされた。また、同時にカントによる自律に基づく尊厳という考えが生じた。このように「尊厳」概念はよく批判されるような内実がなく、議論を停止させる概念ではなく、歴史的背景をもつ豊かな概念なのである。

　歴史的背景をおさえて、再び「尊厳」を考えるならば、当初は神という概念との比較においての人間の「尊厳」という概念が生じ、その後一部の人間にのみ「尊厳」概念が使われていた。それが、人間全体、さらに自然物、生物というように、生命倫理の裾野が広がるのと同時に「尊厳」概念も適用範囲を広げているのかもしれない。

注

1)　トム・L・ビーチャム／ジェイムズ・F・チルドレス（立木教夫、足立智孝訳）『生命医学倫理（第 5 版）』麗澤大学出版会、2009 年、277 頁。
2)　宮坂道夫『医療倫理学の方法　原則・ナラティヴ・手順　第 3 版』医学書院、2020 年、49 頁。
3)　宮坂道夫『医療倫理学の方法　原則・ナラティヴ・手順　第 3 版』医学書院、2020 年、50 頁。
4)　https://www.mext.go.jp/unesco/009/1386605.htm（2024.2.29 閲覧）
5)　http://jsme.umin.ac.jp/com/unesco/unesco2020_1.pdf（2024.2.29 閲覧）
6)　https://www.mext.go.jp/unesco/009/1386605.htm（2024.2.29 閲覧）
7)　http://jsme.umin.ac.jp/com/unesco/unesco2020_2_1.pdf（2024.2.29 閲覧）
8)　赤林朗編『入門医療倫理 I』勁草書房、2005 年、67 頁。

参考文献

アルバート・R・ジョンセン（細見博志訳）『生命倫理学の誕生』勁草書房、2009 年。
マイケル・ローゼン（内尾太一、峰陽一訳）『尊厳―その歴史と意味』岩波書店、2021 年。

第9章
医療と正義

1. 正義とは

(1)「正義」の概念

　古代ギリシアにおいては、プラトンによると、「正義」とは、人間の魂においては、理性（知恵）が欲望（節制）と意思（勇気）をコントロールしている状態である。理想的国家においても、同様の関係が成立すると考え、統治者（知恵）が農業や商業を営んでいるような生産者（節制）と兵士（勇気）をバランス良く調整している状態が正義であると考えられていた。

　これに対して、アリストテレスは、「正義」とは人に正しいことを望ませ、行わせる「状態」であると考えた。最初に「正義」を完全な徳である「全体的正義」と徳目の１つとしての正義である「部分的正義」を区別する。さらに、「部分的正義」は、「分配的正義」と「匡正的正義」に分かれる。「分配的正義」とは、均等であること、各価値に相応しいものを受け取ること、比例的であることを意味する。医療資源の配分問題において取り扱われるのは、この「分配的正義」である。「匡正的正義」とは、生じた不正（利益、損害）に応じて補償を行うこと、または過去の不正に対して刑罰や賠償が行われることである。よく刑事もの、弁護士ものドラマで描かれるのが、こちらの正義である。

(2) 形式的原理と実質的原理

　分配的正義は、アメリカ型生命倫理四原則における「正義の原則」においてふれたように、形式的原理である。形式的原理とは、「等しいものは等しく取り扱わなければならない」「等しくないものは等しくないように取り扱わなければならない」である。つまり、「同様の事例は同様に扱え」ということであ

り、事例同士の道徳的差異[1]がない限り、同じような仕方で扱わなければならない。

　形式的原理が、「形式的」といわれるゆえんは二つある。一つは、等しいものは等しく取り扱わなければならないのが、どのような点を等しく同じであるとみなすのか言及してないからである。もう一つは、二つ以上のものが実際に等しいということを決定する基準が不明確であるからである。これらの事情により、形式的原理そのものは実際に使うことが難しいため、もう少し実用的な実質的原理が必要となる。

　実質的原理とは「分配をする際に、その分配に対する資格をもつ者の特性を規定する」「実際のどのような違いが道徳的に重要かを決定する」ものである。ここで問題となるのは、どのような特性を規定し、正当化するのかということである。「〜に応じて」扱いが異なるのだが、実質的原理において例えば、「職業に応じて」「年齢に応じて」というような場合、職業、年齢で区別することが妥当であるかという点が問われる[2]。

　医療資源における配分問題を言い換えると、実質的原理により配分の優先順位を決める問題であるといえよう。配分の優先順位を決定する際に、どのような特性、基準を採用するのか。その特性、基準の背後にある、功利主義、リバタリアニズム、リベラリズム、コミュニタリアニズムについて概説する。

2. 各立場からの正義

(1) 功利主義 (utilitarianism)

　功利主義とは、「道徳的に良い行為とは、幸福の総量を最大化する行為である」とする立場である。「功利の原理 (Principle of utility)」では「(その行為に関わる) 関係者全員の幸福が最大化するように行為せよ」とし、「最大多数の最大幸福」を目指す。

　功利主義は、行為の結果によって行為を判断する帰結主義である。また、快・不快が倫理的判断と一致すると考える。快・不快が倫理的判断と結びついているという点に対しては、批判もある。他方で、功利主義では「一人の人を

一人以上に数えない」という男女、階級といった属性に無関係な平等主義的な特徴がある。

　功利主義における正義の基準は、「功利の原理」に依存し、社会的功利を最大化することを目指す。その中で、例えば、話し合いといった社会的調停を経て、社会的功利の最大化に寄与する場合、個人の権利を認める。

　功利主義的アプローチの問題は、二つ挙げることができる。一つは、個人の権利が社会的功利を最大化することに基づくため、個人の権利を擁護する根拠が弱い。なぜなら、社会的功利が何であるのかは、常に変わる可能性があり、個人の権利も社会状況により規制されるからである。もう一つは、多くの人々が幸福になる総計結果を重視し、利益と負担の分担が無視されやすいことである。例えば、新薬の開発において、患者の多い生活習慣病の新薬を開発する方が、少数の難病患者の新薬開発よりも多くの人を幸福にするため、社会的功利を最大化することになり、良い行為となる。しかし、これは少数の人々の幸福を犠牲にすることになり、倫理的に認められるのだろうか。

(2)　リバタリアニズム（libertarianism）

　アメリカの伝統的な考えでは、ヘルスケアの分配は市場に任せることが最善であるという支払能力原理がある。ここでの公正な社会とは、所有権と自由権の保護を意味する。このような社会では、各人が自ら健康を守ることになり、「正義」とは公正な手続きがなされることを意味する。

　上のような考えは、個人の所有権と自由を尊重するリバタリアニズムである。リバタリアニズムでは、個人の所有権と自由を保護する場合のみ政府が正当化される。政府による富の再配分や社会福祉による格差是正には反対する。正義には、公正な結果の配分ではなく、公正な手続き、つまりフェアプレイであることが求められる。リバタリアニズムは、手続き的正義を是とするので、人々が公正なプロセスを経て選択したものが、結果的に功利主義的分配であれ、平等主義的分配であっても正当化されうる。

　リバタリアニズムでは、選択の自由において、個人が医療保険を自発的に購入できる医療システムを支持し、政府による徴税、社会保障は不必要である

ということになる。このリバタリアニズムにおけるアプローチの問題は、医療保険を購入できない個人を社会保障から切り捨てることになってしまうことである。

(3) リベラリズム（liberalism）

　1971 年『正義論（Theory of Justice)』を発表したジョン・ロールズ（John Bordley Rawls）は、「原初状態（original position)」という社会の正義を決めるための想像上の状態を提起した。原初状態とは、社会のメンバーの性別、人種、年齢、宗教的信条、価値観といった個人をその人らしくする情報が隠されている状態である。この状態を「無知のヴェール（veil of ignorance)」に包まれている状態という。無知のヴェールによって覆われているため、自分の社会における立ち位置は不明であるので、公平な立場から正義を考えることができる。どのような原理に基づく社会が望ましいのかを議論するならば、ロールズによれば、原始状態において、人々が合理的判断に従えば以下の正義の原理（Principle of justice）に到達するという。

〈正義の二原理〉
第一原理：「平等な自由の原理」
「(a) 各人は、平等な基本的諸自由からなる十分適切な枠組への同一の侵すことのできない請求権をもっており、しかも、その枠組は、諸自由からなる全員にとって同一の枠組みと両立するものである。」

第二原理：「公正な機会均等原理」「格差原理」
「(b) 社会的・経済的不平等は、次の二つの条件を充たさなければならない。第一に、社会的・経済的不平等が、機会の公正な平等という条件のもとで全員に開かれた職務と地位に伴うものであるということ。第二に、社会的・経済的不平等が、社会のなかで最も不利な状況にある構成員にとって最大の利益になるということ（格差原理）[3]。」

　第一原理は、社会の他のメンバーの権利を侵害しない限り、基本的な自由をすべてのメンバーに平等に与えることを述べている。第二原理は、競争による格差は、メンバー全員に平等な機会を与えたのち公正な競争によって生じる格差であること、さらに、競争によって生じた格差は、社会で最も不遇であるメンバーを助けるために寄与することを述べている。社会で最も不遇であるメンバーを助けるために寄与するというのは、具体的には政府による福祉政策を指す。第一原理は、第二原理に優先し、第二原理のうち機会均等原理は格差原理に優先する。

　第一原理が優先されることは、メンバー全員の自由に関する基本的権利が最優先されるということである。そのため、功利主義への反論の一つである、少数の人の基本的権利を制限し、結果的に多くの人を幸福にするという批判を回避できている。

　正義の原理を原初状態から導き出す際に、正義の原理と熟慮された判断のバランスのとれた状態が「反照的均衡（reflective equilibrium）」と呼ばれる。公平さが確保された原初状態において、正義の原理を導き、正義の原理と私たちの熟慮された判断の間に整合性が確保されるかを確認する。もし上手く一致しないならば、原初状態の設定を変更し、別の正義の原理を導くか、もしくは私たちの熟慮された判断を変更する。この過程を繰り返し行うことで、正義の原理と私たちの熟慮された判断が一致する状態に達する。原初状態の設定に関しては、原初状態から導かれる正義の原理と私たちの熟慮された判断が一致するかどうかによる。つまり、正義の原理と私たちの熟慮された判断が一致するように、修正を繰り返し、バランスのとれた状態を生じさせることが重要である。

　では、原初状態の条件を変えるのか、私たちの熟慮された判断が変更されるのかについて判断に迷いが生じる場合がある。そのとき、「広義の反照的均衡の方法（method wide reflective equilibrium）」を使用する。これは、①熟慮された道徳判断、②背景理論、③倫理原理（道徳の原理）という3つの要素間のバランスをとる方法である。どの要素にも特権的な地位があるわけではなく、常に暫定的である。「広義の〜」といわれるゆえんは、倫理と無関係な②

背景理論が、①熟慮された道徳判断と、③倫理原理（道徳の原理）との不一致が生じた際の基準 [4] となり、あらためて均衡状態が生まれるからである。

　リベラリズムによる医療資源配分に対するアプローチは、条件つき平等主義といわれる。それは、全員に基本的な平等を要求するが、不遇な人々に対する不平等も認める。医療資源に対しては、公正な機会均等を通して正義を保証していく。言い換えれば、社会制度によって、正常な機会の範囲で、公正に配分されるように整備されるべきということになる。ここでいう正常な機会の範囲とは、生きていく上で不利な状況が適切な状態に改善されるものであり、社会のメンバーはその社会が決定した医療資源に平等にアクセスできることを含んでいる。

　また、医療資源の配分問題では、リベラリズムにおける基本財といわれる知性、健康、権利、自由、所得、富などの合理的思考の持ち主が欲しがるものに健康が含まれるのか否かという点も問題となる。「健康」であることは、特別な価値をもつと考える論者もいる。なぜなら、健康により正常な「機能」を可能とし、平等な機会を得られるためである。「健康」の不平等において、それが収入、環境、教育などの社会的要因による場合は、不公平となる。遺伝的要因による健康格差は避けられないが、経済、教育格差による健康問題は不公平なので、社会で対処する必要があるといえる。

(4) コミュニタリアニズム（communitarianism）

　ロールズ的なリベラリズムに対する批判として、コミュニタリアニズムがある。コミュニタリアニズムとは、所属する共同体への帰属意識を重要視し、個人を常に共同体との関係でとらえ、共同体の中で養われた価値観を重んじる立場である。

　コミュニタリアニズムの提唱者の1人であるマイケル・サンデル（Michael Sandel）は、ロールズの提案した「無知のヴェール」は現実の人間が置かれている立場を反映していないと批判する。サンデルによると、現実の人間は、家族や地域社会に根差した役割・責任を負う「負荷ある自己」である。

　もう一つの批判は、価値の多様性についてである。ロールズの立場では、

価値の多様性を認めているため、政府は価値中立的にならざるをえない。その
ため、全体としてはまとまりを欠いた社会が成立してしまうという指摘であ
る。価値中立的ということは、社会のメンバーがどのような価値判断を下そう
とそれに対してはある程度受け入れることを意味する。

　リベラリズムとコミュニタリアニズムの特徴は以下のようにまとめられる
（表9-1）。

表9-1　リベラリズムとコミュニタリアニズムの特徴
（筆者作成）

リベラリズム	コミュニタリアニズム
1. 個人の自由・権利を尊重	1. 個人は共同体の構成員
2. 価値観の多様性を重視	2. 社会の「共通善」を目指す
3. 社会的弱者を守る	3. 共同体の中で帰属意識等を育て、人格を磨く

　コミュニタリアニズムにおいては、社会の「共通善」を目指す。しかし、社
会の「共通善」とは何かを明らかにする必要がある。さらに、たとえ「共通善」
が明確になったとしても、それが一元的価値になってしまう懸念がある。

　コミュニタリアニズムによる医療資源配分についてのアプローチは、「正義
は、社会的目標に関し、コミュニティで支持された特定の理念を満足させる
サーヴィスが提供される、ということの保証の中に確認される」[5]とある通り、
社会の中で共有される目的のために、医療サービスが提供されていることが重
要である。

3. 医療資源配分としての公的健康保険制度

（1）日本の公的医療保険制度の歴史

　医療資源の配分の一つとして、公的健康保険制度を挙げることができる。
ここでは日本の第2次大戦後の国民皆保険制度の歴史を振り返り、その特徴
を確認する。

　1948（昭和23）年、診療報酬請求事務の簡素化、報酬支払の迅速化のため

＜国民皆保険制度の歴史（戦後）＞
1948年　社会保険診療報酬支払基金の創設
　　　　旧国民健康保険法改正
1958年　新国民健康保険法制定
1961年　国民皆保険の実現
1973年　老人医療費支給制度の創設

拡大

───────────────────────────

1983年　老人保健法施行
1984年　健康保険法等の改正
　　　　退職者医療制度の創設
2006年　医療保険構造改革法制定
2008年　後期高齢者医療制度の創設
2015年　医療保険制度改革法成立

抑制

（土田武史「国民皆保険50年の軌跡」より筆者作成）

社会保険診療報酬支払基金が設立された。同年に、旧国民健康保険法を改正し、国保組合から市町村公営へと引き継がせた。1958年の新国民健康保険法は、医療保険未加入者を国保に加入させる目的で制定された。その3年後の1961年、ついに全ての市町村で国保が実施されることで、国民皆保険の実施が達成された。さらに、1973年に老人医療費支給制度が創設され、70歳以上の医療費が全額公費負担となった。これにより高齢者の受診率が向上した。巷では診療科を何カ所も回る「ハシゴ受診」、病院の待合室が談笑の場となり「病院のサロン化」といわれる現象が引き起こされ、老人医療費が増加の一途を辿るようになった。

　医療保険の拡大から抑制への転換点が、1983（昭和58）年の老人保健法の施行である。この法律に患者の一部自己負担、40歳以上の健康診査を盛り込んだ。翌1984年の健康保険法の改正は、医療費抑制が目的であった。また、国保加入の退職者とその家族を対象とした退職者医療制度が創設された。年々増加する社会保障費を抑制するという方向は基調となり続いていく。

　2006年には医療保険構造改革法が制定され、老人保健制度に代わる新制度が導入される運びとなった。これは2008年の後期高齢者医療制度の創設とな

る。さらに、医療保険者の再編により、市町村国保から都道府県へと財政基盤
の強化をすることになった。2015 年には医療保険制度改革法が成立し、国保
への公的支援、紹介状なしの大病院受診は自己負担になることなどが決まっ
た。医療保険制度の立て直しと増大する社会保障費を抑制する方向は継承され
ている。

(2) 日本の公的医療保険制度の特徴

　日本の公的医療保険制度は、主に以下 3 つに区別される。

①被用者保険（職域保険）：会社等に勤める本人及び扶養家族が加入する
②国民健康保険（地域保険）：自営業、フリーランス、非正規雇用者、退職
　者及び扶養家族が加入する
③後期高齢者医療制度：75 歳以上全員が加入する

　乳児期・就学期は、①、②の保険に扶養家族として加入し、就労期には①、
②の被保険者または扶養家族として加入する。75 歳以上に達した時点で、③
に加入する。このように人生の段階を通して、常に公的医療保険に加入してい
る。
　日本の国民皆保険制度の特徴は 4 つ挙げることができる。一つ目は、上記
のように国民が公的医療保険に加入している点である。二つ目は、医療機関を
自由に選べることである。三つ目は、比較的安い医療費で高度な医療を享受で
きることである。4 つ目は、社会保険方式（保険料約 5 割）、公費（約 4 割）、
患者（約 1 割）という負担方式を採用していることである[6]。
　社会保険方式とは、国民が公的医療保険に加入し、被保険者として保険料
を納め、その保険料によって、医療機関において医療サービスの給付を受ける
（保険給付、現物給付）仕組みである。実際には、公的医療保険の保険料だけ
ではなく、公費負担の割合が約 4 割を占めいている。
　このような特徴を持つ国民皆保険制度であるが、どのような点に問題があ
るのだろうか。一つは、国民全員が公的医療保険に加入しているといわれる

が、実際には国民健康保険の保険料を滞納せざるを得ない人々が存在する。国保の保険料の滞納が続くと、「短期被保険者証」（有効期間が数カ月）または「被保険者資格証明書」（全額自己負担）が交付される。さらに、国保への滞納が続く場合または未加入となると、無保険者となる。もし、あなたが何らかの理由により保険料が支払えず、無保険者になったとするならば、病院にかかるだろうか。おそらく受診を我慢するのではないだろうか。多くの無保険者もあなたと同じように考え、病院への受診をぎりぎりまで控え、病気の症状が悪化し、担ぎ込まれることが多いといわれている。実際に無保険者の受診控えの問題は報道されている[7]。

　もう一つは、医療機関を自由に選べることのデメリットである。医療機関を自由に選べることは「医療へのフリーアクセス」といわれ、保険証を持っていれば、いつでもどこの医療機関でも制約を受けずに医療を受けることができる。メリットは、患者本人の自らの意思で医療機関、医師を選ぶことができることだ。他方で、デメリットは特定の医療機関に患者が集中したり、次々と病院を変えるドクターショッピングなど、そのことで本来その医療機関で適切と思われる治療が患者に提供されないということである。

　ここまで日本の戦後の国民皆保険制度の歴史とその特徴をみてきた。日本の公的医療保険制度を適切に評価するためにも、諸外国の医療保険制度について確認する。

(3) イギリス、フランス、ドイツ、アメリカの医療保険制度

　イギリスは「税方式」を採用し、税金による医療サービスの提供が行われている。国営の国民保健サービス（NHS：National Health Service）による医療サービスの提供である。全居住者を対象とし、原則自己負担はない。外来処方薬については、定額負担がある。財源は、税金が8割、国民保険の保険料2割から充当される。薬局に相談後、薬での処方で症状が改善しない場合、かかりつけ医を受診し、その後専門医の診療を受けることができる。

　フランスは「社会保険方式」を採用し、職域ごとに被用者制度、非被用者制度に加入する。外来は3割、入院は2割、薬剤は3.5割の自己負担となる。

フランスでは償還制のため、一度窓口で医療費を全額支払う必要がある。さらに、民間の補足的医療保険に加入する必要がある。財源は、労使拠出の保険料及び目的税で賄われている。義務ではないが、最初にかかりつけ医を受診し、専門医の診察を受ける。

　ドイツも「社会保険方式」を採用し、国民の約9割が加入している。職域、地域ごとの公的医療保険に加入するが、一定の所得以上の者は加入しなくてもよい。その代わりに、民間医療保険への加入が義務化されている。外来は自己負担なく、入院は一日につき10€の負担となり、薬剤は10％定率負担である。財源は基本的には労使拠出の保険料による。フランスと同様に、義務ではないがかかりつけ医を受診し、専門医の診察を受ける。

　アメリカは国に依存せず自己責任という考えが根強く、当然医療保険についても当てはまる。公的医療保険として、メディケア、メディケイドがある。メディケアとは、65歳以上の高齢者及び障がい者を対象とする連邦政府による公的医療保険である。メディケイドとは、一定条件を満たす低所得者を対象とする州政府による公的医療保険である。就労期の人々は、民間の医療保険に加入する。企業によっては従業員に民間の団体医療保険を提供しているが、医療保険を提供しない企業もあり、個人で民間の医療保険に加入する必要が生じる。ただし、民間の医療保険では、その保険料によって受けることができる医療サービスも限定される。つまり、高い保険料を支払うことができれば、高度な医療サービスを受けることができるが、安い保険料しか支払うことができなければ、それなりの医療サービスしか受けることができないということである。

　この個人の民間の医療保険への加入は義務ではないため、無保険者の増大（約5,000万人）が社会政治問題化した。長年の社会政治問題であったが、2014年にオバマケアが導入され、中、低所得者に対する援助により、約2,000万人が保険に加入した。また、国民に何らかの医療保険に加入することを義務づけた。しかし、この国民に医療保険加入を義務づけることは、個人の自由の侵害となるのだろうか。

注

1）　何をもって道徳的差異を生じさせるのかという点も議論の余地がある。

2）　赤林朗編『入門医療倫理Ⅰ』勁草書房、2005 年、294 頁。

　　トム・L・ビーチャム／ジェイムズ・F・チルドレス（立木教夫、足立智孝訳）『生命医学倫理（第 5 版）』麗澤大学出版会、2009 年、276-281 頁。

3）　ジョン・ロールズ（エリン・ケリー編、田中成明他訳）『公正としての正義　再説』岩波書店、2004 年、75 頁。

4）　①熟慮された道徳判断または③倫理原理（道徳の原理）のどちらかの修正を決める際に②背景理論に依拠する。

5）　トム・L・ビーチャム／ジェイムズ・F・チルドレス（立木教夫、足立智孝訳）『生命医学倫理（第 5 版）』麗澤大学出版会　2009 年、284 頁。

6）　厚生労働省　日本の国民皆保険制度の特徴
　　https://www.mhlw.go.jp/content/12400000/000377686.pdf（2024.2.29 閲覧）

7）　https://www.nikkei.com/article/DGXMZO29571820Z10C18A4CR0000/（2024.2.29 閲覧）

参考文献

川本隆史『ロールズ　正義の原理』講談社、2005 年。

小林正弥『サンデルの政治哲学〈正義〉とは何か』平凡社、2010 年

土田武史「国民皆保険 50 年の軌跡」『季刊・社会保障研究』Vol.47 No.3、2011 年、244-256 頁。

津川友介『世界一わかりやすい「医療政策」の教科書』医学書院、2020 年。

自己決定権と合意形成

　医療における患者・被験者の自己決定権という権利の象徴として、イン
フォームド・コンセント（Informed Consent, 以下 IC）があげられるだろう。
この言葉は「（医療者・実験依頼者から）十分な情報を与えられた上での患者
自身の自発的承諾（主体はあくまで患者）」という注釈がつけられ、メディア
なども含めて、少なくとも医療・生命諸科学の分野では、ごく一般的に使われ
るようになっている。ただし、日本で一般化したのは 2000 年の「エホバの証
人無断輸血事件」最高裁判決以降といってよい。ここで必要な限りでこの事件
及び判決について触れておく。

1.「エホバの証人無断輸血事件」最高裁判決について

　まず、「エホバの証人無断輸血事件」の概略を以下に示す。①悪性の肝臓血
管腫を患う 63 歳の女性患者が宗教上の信念に基づいていかなる場合にも輸血
拒否の固い意思を有し、文書で執刀医師の免責を表明し、これを受け入れるの
であれば手術に承諾するとした。②これに対し、東京大学医科学研究所付属病
院側は無輸血手術を受け入れるが、実際には他に救命手段がない場合、患者・
患者家族の諾否にかかわらず輸血をする方針であった。しかし、このことを患
者に伝えておらず、また、手術中輸血の必要を認めたため、実際に輸血を行っ
た。③手術後、このことを知った患者側が医師・病院側の行為は医師と患者と
の取り決めに反しており、医師・病院側の行為は患者が手術を受けるか否かに
ついて意思決定をする権利を奪った不法行為であるとして、患者が被った精神
的苦痛を慰謝すべく損害賠償責任を負うと訴えた。裁判は最高裁まで争われ
た。

　最高裁判決の概要は以下の通りである（抜粋）。「本件において、医師らが、患者の肝臓の腫瘍を摘出するために、医療水準に従った相当な手術をしようとすることは、人の生命及び健康を管理すべき業務に従事する者として当然のことであるということができる。」「しかし、患者が、輸血を受けることは自己の宗教上の信念に反するとして、輸血を伴う医療行為を拒否するとの明確な意思を有している場合、このような意思決定をする権利は、人格権の一内容として尊重されなければならない。」「医療側は、患者が手術を受けるか否かについて意思決定をする権利を奪った場合、患者が被った精神的苦痛を慰謝すべく損害賠償責任を負う。」

　この判決に対し日本医師会は、以下の声明を出してこの判決を受け入れた。「（前略）医師は、治療上で輸血が必要ならば、患者を説得して輸血の同意を得るようにすべきである。しかし、患者があくまで輸血を拒否するのであれば、それが患者にとってたとい不利であっても、本人の意思によるものであるから、やむを得ないことであり、医師がそれについて法的な責任を負うことはないと考えられる。」

　実際、この判決後、2007 年には、大阪医科大学病院で輸血拒否の文書による意思表示があったため、輸血が行われず死亡するという報告があった。その報告によれば、42 週で帝王切開手術が行われ、子どもは無事に取り上げられたが、分娩後に子宮の収縮が充分でないために起こる弛緩性出血などで大量出血した。事前に輸血拒否の意思表示があったため輸血は行われず、患者は数日後に死亡した。病院によると、信仰上の理由で輸血を拒否する患者に対するマニュアルを策定済みで、女性本人から「輸血しない場合に起きた事態については免責する」との同意書を得ていた。容体が急変し家族にも輸血の許可を求めたが、家族も女性の意思を尊重した。（『毎日新聞』2007 年 6 月 19 日付　一部改変）

2. 「宗教的輸血拒否に関するガイドライン」

　しかし、この輸血拒否の問題について、未成年に当てはまるのかが問題視
されるようになった。まず、人命に関わる緊急性の高い手術に関して、児童相
談所長による親権者の職務執行停止・職務代行者選任の申立を認容する審判前
の仮処分（家事審判法 15 条の 3・家事審判規則 74 条）が、各地の家庭裁判所
で相次いだ。次に、2007（平成 19）年 5 月 25 日に成立した改正児童虐待防
止法の付則に「親権の一時停止」が盛り込まれ、将来の法改正に向けた検討課
題となった。こうした議論の高まりには、医療ネグレクト概念の定着がある。
日本弁護士連合会子どもの権利委員会は、親が自己の宗教的信条によって小児
に対する輸血治療を拒否し、その生命を危険にさらすことは児童虐待にあたる
とみている（日本弁護士連合会子どもの権利委員会編「子どもの虐待防止・法
的実務マニュアル」（2001（平成 13）年）。

　これらの議論を踏まえて、厚労省は 2008（平成 20）年 2 月「宗教的輸血
拒否に関するガイドライン」を発出した。このガイドラインによれば、患者
が未成年者の場合、基本的には患者自身の自己決定権（輸血拒否権）を尊重
しつつも、満 15 歳未満の小児（医療の判断能力を欠く人）については、親権
者の理解を得られるように努力し、なるべく無輸血治療を行うが、最終的に
輸血が必要になれば輸血を行うとした。さらに、親権者の同意がまったく得
られず、治療行為が阻害される場合には、児童相談所に虐待通告し、児童相
談所で一時保護の上、児童相談所から親権喪失を申し立て、同時に親権者の
職務停止の処分を受け、親権代行者の同意により輸血を行うというかなり踏
み込んだ判断を示している。こうして、未成年者（特に判断能力を欠く場合）
に関しては医療者の判断で輸血が行えるとするガイドラインが厚労省から示
されることになった（https://www.mhlw.go.jp/stf/shingi/2r985200000359ny-
att/2r985200000359tz_1.pdf）。以上の議論にみられるように、自己決定権と
は、あくまでも判断能力のあると認められる成人（18 歳以上）に限られてい
ることが確認されたのである。

3.　インフォームド・コンセント（IC）の歴史

　一方、アメリカに目を向けると、患者・被験者の自己決定権に関する議論は 100 年ほどの歴史がある。患者の自己決定権の歴史とはインフォームド・コンセント（IC と略）の定義をめぐる裁判の歴史でもある。代表例をいくつか挙げる。

①ライヒ裁判所判決
　IC の法理論化の歴史としてみた場合、ドイツのライヒ裁判所判決（1894 年 5 月 31 日付）は、現在知られている中では最も古いとされている。ライヒ裁判所（日本の最高裁にあたる）は、「治療行為がたとえ医学的に正しく処置されて成功し、治癒しても、患者もしくは法定代理人の同意を得ていなければ、その侵襲は傷害罪」と判決した。患者の有効な同意を得ることなしに行なわれる治療はすべて暴行とした。これを有効同意の法理と呼ぶ。この判決以外にも患者の指示や同意と医師の判断・行為が争われていた。

②モーア判決（1905 年）
　右耳の手術の同意を得た医師が途中で変更し、結果は難聴がひどくなった事件である。判決は、自由な市民の生得の権利として承諾を与えていない介入行為から個人の身体の尊厳が守られる自己決定権を認めたことで知られている。

③プラット判決（1906 年）
　患者の同意を得ないで子宮を摘出したため、医師の判断と行為が争われた。判決は、処置には同意が必要であるとし、「黙示」による同意は緊急事態など例外的な場合に限定されるとした。

④シュレンドルフ事件（カルドーゾ判決）（1914 年）

　1914 年、アメリカの裁判史上、患者の自己決定権を最初に明瞭に述べた判決とされている。判決を下したニューヨーク州最高裁判所のカルドーゾ判事の名を冠してカルドーゾ判決と呼ばれることもある【アメリカの裁判では一般的に、判決を下した裁判長の名前を冠して呼ぶ（例：プラット判決）か、または裁判の当事者同士の名前を冠して呼ぶ（例：ロウ VS ウェイド判決)のが通例】。カルドーゾ判事は、「正常な判断能力をもつ成人は、誰しもが、自分自身の身体に何がなされるべきか決定する権利を有する（"Every human being of adult years and sound mind has a right to deter mine what shall be done with his own body..."）」と判決した。この判決によって、患者本人に普通の成人としての判断能力があれば、たとえ医学的に必要な手術であっても、まず本人の同意を得なければならない、という考え方が確立していく。

　カルドーゾ判決の意義は、医師の判断が最優先であった医療現場に、患者の自己決定権という新たな概念を定着させるきっかけとなった点にある。同時に、医師などの専門職による「医学的に正しい判断」と「患者本人や家族の判断」が対立・齟齬するときに、どうバランスをとるかが課題となった。この判決以後も患者の指示や同意と医師の判断・行為が争われることになる。

⑤ロレーター判決（1913 年）

　足の膿を出す手術で、患者が骨を取らないように指示したのに、主治医が骨の一部を切除したため医師の行為の妥当性が争われた。判決は、同意した方法で手術していないことが問題視され、患者が具体的に明示して禁じた方法は医師の専門的判断に優ることが示された。

⑥サルゴ判決（1957 年）

　大動脈造影検査の後、下半身が麻痺したサルゴが、検査のリスクを警告しなかった医師を訴えた。判決は、同意を与える際に情報が与えれられていたかどうかを問題とした。この判決の画期的な点は、自己決定をリスクと代替手段の開示にまで拡張したことにある。これは、同意のための、医師のプロフェッ

ションの基準を生んだ。

⑦カンタベリー判決（1972 年）

　激しい背部痛のため椎弓切除の後、全身麻痺になった患者に、そのリスク（1％）が知らされていなかったことが争点となった。判決は、適正なケア（患者の最善の利益のために行動する義務）と開示義務を結びつける内容であった。また、このころから医療過誤訴訟が増え始め、賠償金額が莫大になった。

情報開示の後での同意を義務とする

　以上みてきたように、1950 〜 70 年代に患者の自己決定権に関して、情報開示の後での同意を義務とする判決が続いていた。その意味は、医療者としての専門家の開示基準と自己決定権の妥協点が模索されるようになったということである。いわば、医師−患者関係を自発的に開始するのは患者の側であり、患者はこの関係の境界線を自分の目的に沿って決める権利があることが法で強調されたのである。アメリカでの IC の骨格となった自己決定権に基づく患者の同意の必要の根幹には、自律尊重という道徳原則が置かれていたのである（第8 章参照）。

　また、ナチスが第二次大戦中に行った「人体実験」や「安楽死」が戦後の戦犯裁判で問題となり、ニュルンベルク・コードなどの倫理綱領が作成され、世界医師会によるリスボン宣言などにより、患者・被験者の自己決定権についての理解が広まっていった。（第 7 章参照）

4.「パターナリズム」への対抗モデルとしての「IC ＝自己決定」・「患者の自律」

　生命倫理は「自己決定権（自律）」概念を中心に展開してきたとみてよい（第8 章参照）。これまで述べてきたように、アメリカでは 1970 年代に発生した医療事件に潜む人権無視の功利主義的発想への反省がある（タスキギー事件、ウィローブルック事件、国立ユダヤ人慢性疾患病院事件）。当時、医療過誤裁判のうち、IC に関わるものは 2 割程度であったといわれている。

　日本でも、ハンセン病政策にみられた優生思想や「エホバの証人無断輸血事件」最高裁判決などによって、患者の自己決定権やインフォームド・コンセントが一般に周知されるようになった。共通点は社会的「弱者」をねらい撃ちした人権無視・研究優先に陥りやすい功利主義に対する反省がある。

　すでに第2章等で述べたように、アメリカでは1973年に妊娠3カ月以内の中絶を女性の自己決定権として認めた連邦最高裁判決や、1976年に「尊厳死」が一般に受け入れられていく判決が下されたカレン・アン・クィンラン裁判、イギリスでは1982年に生殖技術に対する報告を行なったウォーノック報告（1982年）等がある。

　一方、日本でも、1987（昭和62）年『厚生白書』にインフォームド・コンセントという言葉が登場し、1990（平成2）年日本医師会が「説明と同意」と答申したこと、1992（平成4）年日本弁護士会の宣言などがあげられる。当時の医師たちはいわゆる「ムンテラ」との区別がつかず、法的に無効な治療同意書で済ませる可能性があった。そのため、1996（平成8）年、厚生省健康保険点数に「入院治療計画加算」項目を新設（2000（平成12）年に義務化）した。

　日本でのターニングポイントは、2000（平成12）年「エホバの証人無断輸血事件」最高裁判決といってよい。この判決では治療上の「意思決定権」を憲法に認められた人格権として承認したからである。

5.「自己決定」医療 VS「パターナリズム（「思いやり」「おまかせ」）医療」？

　ICは一般に、「充分な説明を受けた上での同意」と説明されることが多いが、その意味は以下のようにまとめられよう。「分かりやすい説明、自分の身体についての異常、病気についての診断名、治療内容、治療を受ける場合の選択肢、他の治療法、予後その他についての充分な理解と納得、他の誰からも強要されてない自発的な同意、それらの経過説明についての確認のための書類などへの署名・捺印」（堀夏樹『患者と医師は本当にわかりあえるか』晶文社）

　ICは、「自己決定」医療の一環として、患者・被験者の自律をサポートする医療専門家の関係が基本である。患者・被験者の利益と損失は、医師が医学的

視点から判断することを優先するのではなく、患者・被験者が自らの価値観や信念に基づいて決定する権利と責任があると同時に、医療専門家側にはその患者・被験者の決定を尊重する責任と義務があるとする考え方が基本にある。

　これに対して、パターナリズム医療とは、いわゆる「おまかせ」・「思いやり」医療を指し、医療者・患者関係は相互依存関係が基本となる。医療者は、患者・被験者の利益と損失を医学的視点から判断し決定する職業的善行と患者の服従が前提になっている。この場合、医師の患者への「思いやり」「善をなす」が倫理的基盤となっている。

　しかし、患者の自己決定を前面に打ち出して一面化することは、疾病で苦しむ患者の意志決定能力の低下という臨床の現実が欠落しているのではないかとみることもできよう。その一方で、患者への思いやりや善行を強調する「おまかせ」医療への過度な依存は、患者を自律的な存在として認めず、患者の価値観や信条を無視して、患者が人生の主人公として生きる「人生の質（QOL：Quality Of Life）」を軽視しているのではないかという懸念もある。

　「おまかせ」医療と「自己決定」医療のバランスを取りながら現実的に対応する試みもある。例えば、かつて、マサチューセッツ総合病院やベスイスラエル病院では、病名告知の際、「患者の対応姿勢を尊重しながら、それに合わせるような思いやりをもって告知する」あるいは「悪いニュースのカウンターバランスとして、患者が希望を失わない対処方法を提案する」等が行われていた。また、日本でも、ナースがベッドサイドで申し送りすることで患者に参加してもらうウォーキング・カンファレンスを行うことがあげられる（十条武田リハビリテーション病院、信州大学付属病院、市立札幌病院、公益財団法人がん研究会有明病院、岩手県岩沼市総合南東北病院、沖縄徳州会榛原総合病院、一般財団法人永頼会松山市民病院、熊谷総合病院（埼玉県）、山梨厚生病院、医療法人博光会御幸病院、尾道市立市民病院、日本赤十字社福島赤十字病院、周防大島町立大島病院等多数（以上、2023 年 11 月現在調べ））。

　患者・被験者の自己決定権の尊重は、医療における健康や延命の医学的見地の合理性も問われることとなった。自己決定のためには、自分のことは自分で知っておくという「知る権利」と医療従事者の「説明義務」が対応すること

になる。

6. IC の条件

ICの条件について、ビーチャム／フェイドン『インフォームド・コンセント―患者の選択―』では①意図性、②理解、③非支配の三要件が必要だとしている。

①意図性とは、「自らの意思と意図により、計画的にものごとが行われる状態」最終判断者は患者である。
②理解とは、納得と一体のものを指し、理解と納得の質や程度が問題となる。
③非支配とは、いかなる強制からも自由（自律）であることを意味する。考えるヒントとしての「説得」は問題ないとしている。

②と③は程度の問題があるので、自律性は②と③の達成度の幅の中で設定される。

例えば、わかりやすい説明とは、浮腫や侵襲といった専門用語をなるべく使わないことがあげられる。また、実際に説明を行う際、専門家にありがちな論理の隙間を埋めるようにする。例えば、「抗がん剤を使ったのでマスクをしてください」というのは、「抗がん剤の使用を使用すると（副作用として薬剤に敏感な骨髄が反応し、白血球が減少するため、抵抗力が落ちるので、感染予防のために）マスクをしてください」とするなどである。

実際、患者は説明の40％くらいしか覚えていない。特に肝心なことを忘れる傾向にあると指摘する研究もある（「エキスパート・ナース」14号，1995年）。医師の9割が患者に治療の選択肢を提示し同意を得ていると思っているが、患者の8割は医師任せもしくは他の選択肢がないと受け止めているという報告もある（『朝日新聞』2005年2月26日付。医薬産業政策研究所調査「医師と患者のコミュニケーション」）。

7.　IC の本質

①患者・被験者の個別的行為としての「自律的な権限付託（authorization 承認行為）」（ビーチャム／フェイドン『インフォームド・コンセント』）。自律的権限付託で決定的な要素は、「権限を付託する人が、他人に行為の権利を渡す状況の中で、自分がもつ全ての権利、力、支配力を行使すること」（前掲書）である。

②法的・制度的に「有効な（effective）権限付託」（前掲書）。一般化された患者・被験者群に対し制度的に規定され運用される概念である。有効な権限付託の目標とは、「同意を求める医療側の行動を調整する手続きと規約を確立すること」（前掲書）である。この場合は権限付託する能力（competence）の基準とその判定が要件となる。

　①「自律的権限付託行為」が、②「有効な権限付託」の道徳的妥当性基準を提供している。

　また、IC の要素の優先順位の明確化を主張するものもある（『生命医学倫理』）。それによると、自律的権限委任モデルには以下の三つの要素が含まれているという。

Ⅰ〈限界要素〉1.　有能性
Ⅱ〈情報要素〉2.　情報の開示　3.　情報の理解
Ⅲ〈同意要素〉4.　自発性　5.　権限委任

以上の 5 点を満たすことが求められている。こうしてみてくると、IC とは意思決定をめぐる対等な者同士の合意形成のプロセスであることがわかる。

患者の意思と医療者の判断の不一致の問題

　患者の意思と医療者の判断が一致しないとき、患者の意思を無視して医療者が適切と判断した治療をしても、自己決定権侵害といわれるかもしれない。他方、患者の意思に従ったとしても、医学的に適切な治療をしなければ、後から医療過誤で訴えられるかもしれない。自己決定権の確立はこのようなジレンマを抱えることにもなった。確かに、「患者・被験者の自己決定権」が医療現場に持ち込まれることは権利擁護という観点からは大きな前進だったが、専門家の下す判断と自己決定権に基づく患者・被験者の意思の不一致は、理念的にも実践的にも深刻な葛藤を生み出した。このような対立が生じたときにどうするか。アメリカ的な答えは、「裁判官をベッドサイドに呼んで判断させる」である。アメリカにおける治療拒否や治療の差し控えの事例では、例えば病院にかけつけた裁判官によって、患者や保護者の意思に反した治療を行うかどうかが決定されてきた（ベビーK事件）。小児についての親権者の治療拒否と虐待、帝王切開拒否と胎児の権利、植物状態の患者の延命治療の中止・差し控えなど、法的観点からも生命倫理の観点からも困難な問題が次々と裁判所に提起され、事前の判断の集積によって、どのような事例で患者の自己決定権が優先されるか、どのような事例で医師の専門的な判断が優先されるか、次第に判断基準が安定していった経緯がある。

　日本でも、患者の自己決定権とICの法理は、医療現場に定着してきているが、裁判所が「いまここでどうするか」という議論の場となる伝統には乏しいといってよいだろう。

　自己決定権に関する他の問題として、「死を設計する権利　尊厳死・自然死」などがあるが、これらの問題は第1〜6章までの各章で扱っているので、ここでは割愛する。

参考文献

堀夏樹『患者と医師は本当にわかりあえるか』晶文社、1997年

ビーチャム／フェイドン『インフォームド・コンセント―患者の選択―』みすず書房、1994年

ビーチャム／チルドレス『生命医学倫理（第5版）』麗澤大学出版会、2009年

第Ⅲ部　生命倫理と社会

生命の倫理としての環境倫理

　古来、自然は畏敬の対象であり、信仰の対象であった。私たちに多くの恵みをもたらすと同時に試練を与える存在でもあった。ルネサンスによって人間の可能性が花開く近代になると、デカルトやニュートン（Issac Newton）の機械論的自然観が支配的となり、自然は人間に利用される対象となった。そして現代では、自然はもはや人間が利用し尽くせる無限な対象ではなく、人間の振る舞いによって容易に傷つき、資源が枯渇しうる有限な対象となった。bioethics（生命倫理）という言葉を生み出したポッターは、「人間の自然環境は、無限ではない。人間性や人間と世界との関係を理解するための教育を計画しなければならない」[1] と、『バイオエシックス』（1971 年）の冒頭で訴えている。

　現代はケア（care）とシェア（share）の時代といわれる。人間は自然の一員であることを自覚し、自然を保護しつつ共生することが求められている。

1. 環境倫理とは何か

　地球温暖化、気候変動、大気・水質・土壌汚染、生態系の破壊、有害物質問題など、地球規模で早急に対策が迫られている環境問題が、私たちの目の前には山積みである。これらは私たちの生存を脅かすものであるが、その種をまいたのもまた私たちに他ならない。

　環境倫理とは、文字通り環境の倫理のことである。これは人間と自然との良い関係性について探求していく学問であり、倫理学の領域では応用倫理学に位置づけられる。環境倫理は比較的新しい分野ではあるが、技術革新によって有限な自然を改変し続けて世界を脅かしている私たちにとって、人類はもちろん世界を維持するための処方箋に他ならないのである。

（1）環境倫理の成立

　後述するようなレオポルドやカーソンによる自然破壊への警告、脱人間中心主義としての生命中心主義を掲げるディープ・エコロジーの登場、ローマ・クラブによる地球の成長限界の報告、ヨナスによる世代間倫理の提唱などにより、自然を保護し将来に残すという機運が高まった。

　そのような背景の中で、環境倫理は自然破壊に対して環境を守るための理論的規範として1970年代にアメリカで成立した。1979年には、倫理学的研究の蓄積をもとにした国際的学術雑誌として『環境倫理学』も刊行された。環境倫理の基本的主張は三つに集約される。

　①自然の生存権：法的権利の主体を自然にまで拡張する
　②世代間倫理：「将来世代への責任」という観点を主軸に据える
　③地球全体主義：人間中心主義を排し、地球の有限性を自覚する

（2）環境倫理における専門家とは誰か

　環境倫理の専門家は、第一義的には環境倫理学者ということになるが、環境問題は倫理に留まらず、自然そのものが対象になるので、生物学者や法学者、経済学者、医学者などもそこに加わる。そして、自然の中で暮らす地域住民や自然運動家たちも専門家たりえる。

（3）環境倫理の意義

　環境問題は自然全体が対象となるので、人類が取組むべき課題である。したがって、環境倫理は社会倫理となる。さらに、配慮すべきは自然だけでなく、人類の生存という観点から、これから生まれてくる未来世代の存在にも及ぶ。環境倫理は、学問的分析に終始するのではなく、実際の環境問題への解決が求められることになるゆえに、解決に有用な「環境プラグマティズム」となりうる。

　環境プラグマティズムとは、「役立つかどうか」という実用性をもって物事を判断するプラグマティズム（実用主義）を環境の領域に適用した考え方であ

る。すなわち、目の前で生じている環境問題の本質や基礎づけを探求するだけ
でなく、現場に即した文脈的視点で多様な価値観を共有しつつ、現実的に受け
入れ可能な解決策を実際に示すことを目的とするのである。

(4) 環境正義

　環境破壊の現場では、「金持ちや権力者が壊して、貧乏人が被害を受ける」
といわれることがある。この言葉によって、自然対人間という環境問題の一般
的構図に加え、もう一つの重要な構図が透けて見える。それは人間対人間とい
う構図である。先進国と発展途上国における一人あたりのエネルギー消費の圧
倒的な差を考えて見れば、このことは明らかである。これは環境破壊が南北問
題に密接に結びついており、ここでは便益と被害の不平等な分配が生じている
ということである。ここにおいて環境問題と正義が結びつくことになる。環境
正義においては、便益と被害についての分配の正義が問われ、公平な取引や正
しくチェックされているかという手続き的正義が問われるのである（第 9 章参
照）。

2.　生命倫理と環境倫理

(1) 生命倫理と環境倫理の一体性

　生命倫理は、文字通り生命の倫理を意味するがゆえに、広義には動物倫理
や環境倫理を含む生命全体の倫理を含んでいる（第 7 章参照）。したがって、
生命倫理と環境倫理は同一線上に位置するものである。そもそも人間が生存す
るためには、平和は欠かせないものであるが、それだけでは不十分である。な
ぜなら、どんなに平和であっても、人間は汚染されて破壊された環境の中で生
きていくことは困難であるからだ。その意味では、「人間の自己利益と生態系
の利益は一つであり、同じである」[2] と環境倫理学者のロデリック・F・ナッ
シュ（Roderick Frazier Nash）が述べているように、自然を保護するというこ
とは、自然の一員としての人間を保護するということを意味することになる。
　ただし、「自然を保護する」という場合には、二つの立場がある。それは、

保全（conservation）と保存（preservation）である。この区別は、社会学者のジョン・パスモア（John Passmore）が『自然に対する人間の責任』（1974年）にて唱えたものである。保全とは、人間を主体として中心に置き、人間の生活を目的として自然を守るという考え方である。すなわち、「人間のために自然を守る」ということである。この考え方は、「持続可能な発展」という概念につながっていく。それに対して、保存とは、自然を主体として中心に置き、自然を守るという考え方である。すなわち、「自然のために自然を守る」ということである。この考え方は、「手つかずの自然（原生自然）」という概念につながっていく。

(2) 生命倫理と環境倫理の相違

　生命倫理学者であり、環境倫理学のパイオニアの一人でもある加藤尚武は、両者の相違について指摘し、それぞれの特徴を浮き彫りにしている[3]。環境倫理の三つの基本的主張に対して、生命倫理の主張を照らし合わせてみることにしよう。

　環境倫理は自然の生存権という形で権利を自然にまで拡大する方向性であるのに対し、生命倫理は自己決定を尊重するという形で権利を個人にのみ限定する方向性を有している。また、環境倫理は未来世代への責任として世代間倫理を重視するが、生命倫理は今生じている痛みや利益に目を向ける現実主義的倫理を重視する。さらには、環境倫理は地球全体主義に基づいた広い視野を持つのに対して、生命倫理は個体主義に基づいて局所的視野を持つものである。

　このように両者の構造はまったく異なっており、どちらも独立の学問として成立っている。倫理学的には、応用倫理の領域での全体主義と個体主義との相違とみることもできる。

3.　環境倫理の源流

(1) アルド・レオポルド（Aldo Leopold）

　アルド・レオポルドはアメリカの森林官であり、「野生生物全体の保護」を訴えた。晩年は、大学教授、野生生態学者、環境倫理学者として活躍した。環境倫理（環境問題）への道筋を最初に切り開いたのは、彼の『野生のうたが聞こえる』（1949 年）である。それゆえに、彼は「環境倫理学の父」と呼ばれている。

　本書において彼は、「土地倫理」を提唱し、土地はひとつの共同体であり、愛され敬愛されてしかるべき対象であると主張した。従来の倫理が人と人、人と社会（国家）の関係を説いていたのに対し、それらに加えて、人と自然との関係を説いたのであった。「土地倫理とは、要するに、この共同体という概念の枠を、土壌、水、植物、動物、つまりはこれらを総称した『土地』にまで拡大した場合の倫理をさす」[4]、「自然保護とは、人間と土地とのあいだに調和が保たれた状態のことである」[5] と記している。

(2) レイチェル・カーソン（Rachel Carson）

　レイチェル・カーソンは生物学者であり、晩年は作家としても活躍した。もともとはアメリカの漁業局に勤めていた。彼女の『沈黙の春』（1962 年）は、化学物質による環境汚染への警鐘であり、環境倫理の古典となっている。

　本書において彼女が訴えたのは、豊富なデータに基づいて、農薬を含む化学薬品の使用が、人間の生活に多大なる混乱をもたらしているということである。「沈黙の春」とは、小鳥が歌い、ものみな萌えいずる春が、化学薬品の使用によって、動物も草木もみな死に絶えて、新しい生命の誕生をつげる声も聞かれなくなった死の世界のことである。これは魔法ではなく、人間自らが招いた結果なのである。「昆虫といっしょに私たちも滅んでしまうような、そんな愚かなことはやめよ ── こう私は言いたいのだ」[6] と、彼女は強く訴える。また、生物濃縮（生態濃縮）や発がん性物質などについても、本書にて初めて指摘さ

れた。

(3) ハンス・ヨナス（Hans Jonas）

　ハンス・ヨナスはユダヤ系ドイツ人の哲学者であるが、ナチスドイツのユダヤ人の迫害から逃れて最終的にアメリカに移住した。主著である『責任という原理』（1979 年）によって、世代間倫理（未来倫理）を提唱し、現役世代による未来世代への責任を明らかにした。

　従来の倫理学は同時代的な他者との関係についてしか述べていない。これに対して、ヨナスは時間という概念を導入して、現在と未来の人々の関係という観点を新たに示した。これが世代間倫理である。根本をなす考え方の一つにあげられるのは、責任（強い者は弱い者を保護する義務がある）であり、この原型が親子関係である。未来世代は現役世代のなしたことをすべて引き受けざるをえないのであるから、人類の存続（持続可能性）のために、現役世代は未来世代への責任を負っているのである。ここからさらに、その適応範囲は人から自然へと広がっていく。

(4) ディープ・エコロジー（deep ecology）

　ディープ・エコロジー（深いエコロジー）とは、ノルウェーのアルネ・ネス（Arne Naess）の 1973 年の論文にて用いられた概念である。人間の生存を最優先するそれまでの自然保護運動を「人間中心主義」として批判し、人間にとって利用できるものとしての自然ではなく、人間を脱中心化して、固有の自然（自然そのもの）の価値を重視する生命平等主義を訴えた思想である。地球とは生命共同体であり、人間も含めたすべては全体の一員なのである。したがって、ディープ・エコロジーとは、自然中心主義のエコロジー運動である。

　なお、従来から展開されてきた一般的なエコロジー運動は、シャロー・エコロジー（浅いエコロジー）と呼ばれる。

4.　環境問題への取組み

　環境問題は世界各地で発生し、その規模の大きさや範囲はもはや当事国だけで解決できるようなものではなく、地球全体の問題として認識されるようになった。これには環境倫理の浸透も大いに貢献している。

　以下、世界的な環境対策の取組みの変遷を辿っていく。

(1)　ローマ・クラブによる報告

　ローマ・クラブとは、1970 年にスイス法人として設立された民間団体である。各国の専門家などから構成され、いかなるイデオロギーにも屈しないことを理念としている。名称は、1968 年の最初の会合地ローマに由来する。活動目標は、第 1 段階：人類社会の危機の諸要因とその相互作用を全体として把握できるモデルの作成と分析、第 2 段階：第 1 段階の分析をもとにした新しい政策のあり方の検討と発信である。ローマ・クラブの「人類の危機」レポート（1972）において、いくつかのモデルを通して三つのことが結論づけられた[7]。端的にまとめると、以下の通りである。

　①このままでは 100 年以内に地球上の成長は限界点に達する。
　②持続可能な生態学的・経済的安定性を打ち立てることは可能である。
　③対策は早ければ早いほど成功する可能性が高まる。

(2)　人間環境宣言

　国連の場で初めて環境問題についての会議が開かれて議論されたのが、1972 年の国連人間環境会議である。これによって「人間環境の保全と向上」を導くことが示され、地球温暖化を中心とする環境問題を分析する枠組みが整備されることとなる。人間環境宣言は、7 つの宣言と 26 の原則から形作られる[8]。以下は 7 つの宣言の要約である。

①環境は、生存権そのものの享受のため基本的に重要である。

②人間環境の保護と改善は、政府の義務である。

③人間の力を誤って用いると、人間と人間環境に害をもたらす。

④開発途上国は開発の優先順位と環境の保全・改善に向けて努力し、先進
　工業国は自らと開発途上国との格差と縮めるように努力しなくてはなら
　ない。

⑤人口増加による環境保全の破壊に対する政策と適切な措置が講じられな
　くてはならない。

⑥自然と協調し、現在・将来のための人間環境を擁護し向上させることは、
　人類の目標である。

⑦人類とその子孫のために、人間環境の保全と改善を目指して、すべての
　国や国民が努力しなければならない。

(3) Our Common Future（我ら共有の未来）

　この報告書は、1987 年に「環境と開発に関する世界委員会（ブルントラン
ト委員会）」でまとめられた最終報告である [9]。人類の進むべき方向性として、
ここに記された「持続可能な開発」（sustainable development）は、以後の環
境保護運動の合言葉となり、その精神がリオ宣言やそれを実践するための指針
である「アジェンダ 21」（ともに 1992 年）、「京都議定書」（1997 年）に受け
継がれている。なお、この報告書に中には、女性の自立、種の保存、安全保障
なども記されている。

(4) MDGs（国連ミレニアム開発目標）

　ミレニアム開発目標（MDGs：Millennium Development Goals）は、2000
年 9 月にニューヨークで開催された国連ミレニアム・サミットで採択された
国連ミレニアム宣言 [10] を基にまとめられた。2015 年までに達成すべき 8 つの
目標を掲げ、達成期限となる 2015 年までに一定の成果をあげた。その内容は
後継となる「持続可能な開発のための 2030 アジェンダ」に引き継がれた。

目標 1：極度の貧困と飢餓の撲滅

目標 2：初等教育の完全普及の達成

目標 3：ジェンダー平等推進と女性の地位向上

目標 4：乳幼児死亡率の削減

目標 5：妊産婦の健康改善

目標 6：HIV ／エイズ、マラリア、その他の疾病の蔓延の防止

目標 7：環境の持続可能性確保

目標 8：開発のためのグローバルなパートナーシップの推進

(5) SDGs（持続可能な開発目標）

　SDGs（Sustainable Development Goals）は、MDGsを引き継ぐものとして、2015 年 9 月の国連サミットで加盟国の全会一致で採択された「持続可能な開発のための 2030 アジェンダ」に記載された。これは 2030 年までに持続可能でよりよい世界を目指す国際目標である。地球上の「誰一人取り残さない」ことを誓っている。SDGsは、ロゴに示されている 17 のゴールと 169 のターゲットから構成されている。

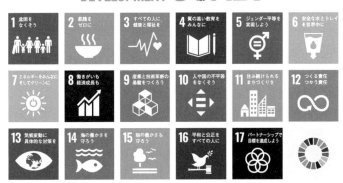

出典：国際連合広報センター HP
https://www.unic.or.jp/files/sdg_poster_ja_2021.pdf（2024.2.29 閲覧）

5.　日本における環境問題

　日本でも環境問題は喫緊の問題であり、その注目度も環境対策への意識も高まっている。具体的には、地球温暖化問題、気候変動に起因する異常気象、原発事故による広範な放射能汚染、プラスチックゴミなどによる海洋汚染、ゴミの埋め立て問題、エネルギー問題など、あげればきりがない。

　日本での最初の公的環境問題は、1891年に衆議院議員であった田中正造によって足尾銅山（栃木県）鉱毒問題が国会に提起されたことが最初である。この事例が「公害の原点」となった。

　戦後になって高度経済成長期が訪れ、産業化や工業化の発展によって地域住民に多くの被害を生じさせる事例が発生した。新日本窒素肥料株式会社（以下、チッソと略記）の廃液による水俣湾一帯の有機水銀汚染により発生した水俣病、昭和電工の廃液による阿賀野川の有機水銀汚染により発生した新潟水俣病、三井金属鉱業の廃液による神通川のカドミウム汚染により発生したイタイイタイ病、石油化学コンビナートからの汚染物質の排出により発生した四日市ぜんそく、これらが四大公害と呼ばれている。

　これらを受けて、1967年に公害対策基本法が制定された。この法律で公害は以下のように定義されている。

> 　この法律において「公害」とは、事業活動その他の人の活動に伴って生ずる相当範囲にわたる大気の汚染、水質の汚濁、騒音、振動、地盤の沈下（鉱物の採掘のための土地の掘さくによるものを除く。以下同じ。）及び悪臭によって、人の健康又は生活環境に係る被害が生ずることをいう。」　　　（公害対策基本法第二条）
> ※その後の改正にて、「土壌の汚染」も公害に加えられ、七大公害が規定された。

　1980年代以降になると、地域住民や現役世代を対象とした対策だけでなく、地球規模の環境対策の必要性や、未来世代にわたる影響をも考慮せざるをえない状況となり、より広範な観点から施策を講ずる必要が生じた。そこで、公害対策基本法と自然環境保全法を合わせて、1993年に環境基本法が成立し

た。

　そして現在では、「令和 5 年版 環境・循環型社会・生物多様性白書」[11] によれば、持続可能な経済社会システムの実現に向けた取組みとして、カーボンニュートラル（炭素中立）、DX（デジタルトランスフォーメーション）、3R（reduce：ごみの発生抑制、reuse：再利用、recycle：再資源化）、renewable（バイオマス化・再生材利用など）などが実施されている。

6.　水俣病

　ここからは日本で実際に生じた環境問題として、水俣病を取り上げる。水俣病は先にあげた四大公害の一つであり、公害という言葉が生れるきっかけとなったことから、「公害の原点」と呼ばれることもある。水俣病には、環境汚染や食物連鎖など、公害的要素が凝縮している[12]。

（1）水俣の原風景

　誰もが原風景を心に宿しているだろう。自分が幼少期を過ごした場所の記憶が少なからず自分を形作っているのである。あなたの原風景は何色で彩られているだろうか。

　熊本県の南側で鹿児島との県境に位置する水俣市は、不知火海に面した緑豊かなリアス式の

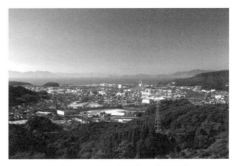

水俣市の全景（提供：水俣市）©水俣市

美しい地形からなり、日本の地中海と呼ばれるほど温暖な気候を有している。水俣湾は産卵場所でもあり、「魚わく海」と呼ばれるほど海の幸が豊富な場所であった。

(2) 水俣での被害

1）水俣湾での環境被害

　当時、日本有数の企業に発展していたチッソ水俣工場からの廃液に含まれたメチル水銀（アセトアルデヒドを精製する過程で触媒として用いる水銀が毒性の強いメチル水銀となる）によって、百間港が汚染され、水俣湾へと広がった。最初は、魚が海面に浮かび、藻が白んだりしたが、次第に家畜や鳥に異常

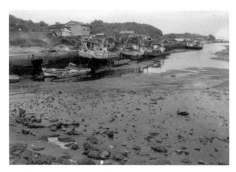

汚染された百間排水口付近（提供：水俣市立水俣病資料館）

が見られるようになった。やがて、魚を食べて暮らしている地域住民にその被害が及んでいった。その後、チッソが廃液を捨てる場所を水俣川に変更したことで、被害は不知火海にまで広がり、汚染範囲はさらに拡大してしまった。環境被害を大きくまとめると、以下の三つである。

　①動植物への被害：
　　湾内の海藻は白みを帯びて海面に浮き出し、鳥が落下し、猫や豚の狂死が見られた。
　②食物連鎖系の破壊：
　　微生物や小生物が死に絶え、食物連鎖が破壊されていった。
　③海洋汚染による環境内の生態系バランスの破壊：
　　食物連鎖の破壊が拡大し、それを構成する地域の動植物が姿を消して死の海となった。

2）水俣病の発生

　熊本大学や水俣保健所は、水俣湾やその周辺のたくさんの猫が病気になって狂い死にしていたことから、水俣湾の魚や貝を猫に食べさせる実験を行い、

その結果ようやく 1956 年 11 月に水俣湾の魚介類が原因であることを特定した [13]。しかし、国がこれを公に認めたのは、1968 年の「政府の統一見解」においてであった。

3）最初の水俣病患者

　水俣病は当時原因不明の奇病として恐れられていたが、最初の認定患者は 1956 年に歩行障害・言語障害・狂躁状態などの脳症状を主訴としてチッソ水俣工場付属病院の小児科で受診した 5 歳の女の子であった。その後、同症状の患者を 8 人入院させ、細川一院長が「原因不明の中枢神経疾患が多発している」と水俣保健所に報告したのが、水俣病正式発見の日（1956 年 5 月 1 日）となった。水俣病の患者に寄り添い続けた原田正純医師は、「たとえ水俣病の原因が解明されても、患者たちに背負わされた十字架は、生涯彼らの背から消えない」[14] と語っている。

4）人体への被害

　人体への被害は深刻であった。これはメチル水銀による中毒性疾患である。汚染された魚などを食すことによって、人体内にメチル水銀が蓄積されてメチル水銀中毒となり、それによって中枢神経を中心とする神経系が障がいを受けるのである。具体的には、四肢末端の感覚障害、小脳性運動障がい（歩行不安定）、両側性求心性視野狭窄（視界が狭くなる）、中枢性聴力障がい（耳が聞こえなくなる）などである。

　次に、胎児性水俣病である。母親が妊娠中にへその緒を通して水銀がもたらされ胎児が水俣病となり、脳性小児マヒに似た症状が現れるのである。これにより、世代を越えて中毒が拡大することが初めて明らかとなった。

　さらには、生物濃縮である。生物濃縮とは、レイチェル・カーソンが提示

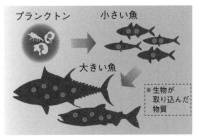

© 羽吹デザイン／小学館 Hugkum

した概念であるが、ある物質（水俣病の場合はメチル水銀）が食物連鎖によって生物の体内に蓄積されて濃縮していく現象のことである。水俣では地魚を食べた人々にメチル水銀による中毒性疾患が現出した。水俣病は人類史上食物連鎖によって人間に発症した最初の病気であったのだ。

(3) 水俣病被害者

1) 被害者の闘い

　水俣病の被害者やその家族は、水俣病の突然の発症により、理不尽な多くの闘いを強いられることとなった。それらは、メチル水銀中毒のために行動障がいや知的障がいを含めた病気との闘いであり、厳しい基準の中での水俣病患者認定や補償をめぐる闘いであり、地元企業を揺るがす厄介者としての差別や水俣出身という偏見との闘いであった。そして、何より激しかったのは政府の和解案をめぐっての被害者同士の争いだった。

2) 被害者の救済

　1968年に「政府の統一見解」が出されて、チッソ水俣工場のアセトアルデヒド酢酸設備内で生成されたメチル水銀化合物が水俣病の原因であると認められ、ようやく患者たちの声が報われた。そして1969年の「公害に係る健康被害の救済に関する特別措置法（救済法）」によって、水俣病に認定された患者は、原因企業であるチッソから医療と生活補償がなされた。さらに1974年には「公害健康被害の補償等に関する法律」に基づいて患者認定されることによって、いくつかの補償が支払われた。熊本県のHPによると、2023年11月末現在、申請者数2万2,528人に対して、認定者は1,791人のみであった[15]。厳しい条件ゆえに狭き門となっている。なお、現在でも360人が申請中である。2004年には水俣病関西訴訟最高裁判決が言い渡され、水俣病の発生と拡大を防止しなかったことにつき、国と熊本県の責任が認められた。さらに2009年には「水俣病被害者救済特措法」が成立し、救済の範囲が拡大した。しかし、当然ながら裁判での勝利によって患者たちが病気発症前の体に戻ることはない。

(4) 環境対策 [16]

　熊本県では、1977年から1990年にかけて「公害防止事業費事業者負担法」に基づいて、水銀を含有する土砂を取り除いて封じ込め（埋立て）て、造成を行った。これが現在の「エコパーク水俣」である。汚染魚を封じ込めるために、①仕切網を

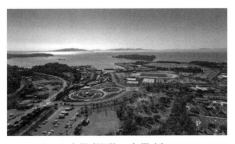

エコパーク水俣（提供：水俣市）©HIGH PEAK

設置し、②漁獲規制を行った。これらの努力が実を結び、現在では水俣は本来の風景を取り戻してはいる。自然を破壊するのも人間ならば、それを回復させることができうるのも人間なのである。

　現在、「もやい直し」という対話し協働する地域再生の取組みを実施し、これが水俣病犠牲者慰霊式の開催へとつながった。さらに、政府は国際的な水銀汚染の防止のための条約づくりに奔走し、2013年に熊本で開かれた外交会議で採択・署名された。この条約は、「水銀に関する水俣条約」として、2017年8月から実際に発行された。

(5) 水俣病が問いかけるもの

　水俣病は人々の間に様々な分断を生み出した。最も顕著なのは病者と健常者との分断だが、会社側の人々と被害を受けた漁民たちとの地域内の分断、そして被害者同士の分断も深刻だった。これは、政府の和解案に応じた一任派と、それを拒んで裁判を起こした自主交渉派との分断である。自らの正義に従って争うべきか否か、それとも早く和解して元の静かな暮らしを取り戻すべきかどうか。

　水俣病の問題は、単に一地域の住民だけに留まるものではない。そもそもチッソは、戦前から続く日本有数の企業であり、日本の高度経済成長を支えていた。私たちの豊かな暮らしの原動力であったのだ。便利さや目先の利益を求めて、私たちは周囲を見る余裕をなくしてしまった。誰もが自然環境の中で生

きていながら、それを犠牲にして日々の生活を満喫していることにまったく気づいていない。現在でも後遺症と闘い続けている人々がおり、認定訴訟を求めて闘い続けている人々がいる。水俣病は決して過去の問題ではなく、現在進行形の問題なのである。

　まずは、興味を持つところから始めよう。「自分には関係ない」という一人ひとりの意識こそが水俣病を生み出したともいえる。水俣病と向き合い続けた作家の石牟礼道子の「水俣病は文明と人間の原存在についての問いである」[17]という言葉は重い。「環境に対して自分自身で答えを出す」という姿勢こそが、今私たちに問われているのである。

　最後に少し長くなるが、水俣病認定申請患者協議会第三代会長を務めた緒方正人の言葉で締めくくりたい。

　　この四十年の暮らしの中で、私自身が車を買い求め、運転するようになり、家にはテレビがあり、冷蔵庫があり、そして仕事ではプラスチックの船に乗っているわけです。いわばチッソのような化学工場が作った材料で作られたモノが、家の中にもたくさんあるわけです。水道のパイプに使われている塩化ビニールの大半は、当時チッソが作っていました。最近では液晶にしてもそうですけれども、私たちはまさに今、チッソ的な社会の中にいると思うんです。ですから、水俣病事件に限定すればチッソという会社に責任がありますけれども、時代の中ではすでに私たちも「もう一人のチッソ」なのです。「近代化」とか「豊かさ」を求めたこの社会は、私たち自身ではなかったのか。[18]

注
1)　ファン・レンセラー・ポッター（今堀和友、小泉仰、斎藤信彦訳）『バイオエシックス──生存の科学』ダイヤモンド社、1974年、3頁。
2)　ロデリック・フレイザー・ナッシュ（松野弘訳）『自然の権利──環境倫理の文明史──』ミネルヴァ書房、2011年、229頁。
3)　加藤尚武『環境倫理学のすすめ【増補新版】』丸善出版、2020年、71-79頁。
4)　アルド・レオポルド（新島義昭訳）『野生のうたが聞こえる』講談社、1997年、318頁。
5)　同上、323頁。
6)　レイチェル・カーソン（青樹簗一訳）『沈黙の春』新潮社、2004年、21頁。
7)　ドネラ・H・メドウズ、デニス・L・メドウズ、ジャーガン・ラーンダズ、ウィリアム・

W・ベアランズ三世（大来佐武郎監訳）『成長の限界 ── ローマ・クラブ「人類の危機」レポート ──』ダイヤモンド社、1972 年、11-12 頁。

8）環境省 HP：https://www.env.go.jp/council/21kankyo-k/y210-02/ref_03.pdf（2014.1.12 閲覧）

9）環境省 HP：https://www.env.go.jp/council/21kankyo-k/y210-02/ref_04.pdf（2024.1.12 閲覧）

10）外務省 HP：https://www.mofa.go.jp/mofaj/kaidan/kiroku/s_mori/arc_00/m_summit/sengen.html（2024.1.12 閲覧）

11）環境省 HP：https://www.env.go.jp/policy/hakusyo/r05/pdf.html（2024.1.14 閲覧）

12）原田正純「水俣病から学ぶ（2）公害の原点としての水俣病」、『公衆衛生』第 67 巻第 2 号所収、2003 年、138-142 頁。

13）環境省「水俣病情報センター」HP：http://nimd.env.go.jp/archives/（2024.1.12 閲覧）

14）原田正純『水俣病』岩波書店、1972 年、70 頁。

15）熊本県 HP：https://www.pref.kumamoto.jp/uploaded/attachment/236079.pdf（2024.1.9 閲覧）

16）環境省「水俣病の教訓と日本の水銀対策」、12-16 頁。

17）石牟礼道子『苦海浄土 わが水俣病』講談社、1969 年、207 頁。

18）緒方正人『チッソは私であった 水俣病の思想』河出書房新社、2020 年、54 頁。

参考文献

石牟礼道子『苦海浄土 わが水俣病』講談社、1969 年。

緒方正人『チッソは私であった 水俣病の思想』河出書房新社、2020 年。

加藤尚武編『環境と倫理［新版］自然と人間の共生を求めて』有斐閣、2005 年。

加藤尚武『環境倫理学のすすめ【増補新版】』丸善出版、2020 年。

原田正純『水俣病』岩波書店、1972 年。

アルド・レオポルド（新島義昭訳）『野生のうたが聞こえる』講談社、1997 年。

アルネ・ネス（斎藤直輔、関龍美訳）『ディープ・エコロジーとは何か ── エコロジー・共同体・ライフスタイル ──』、文化書房博文社、1997 年。

ジョン・パスモア（間瀬啓允訳『自然に対する人間の責任』岩波書店、1979 年。

ドネラ・H・メドウズ、デニス・L・メドウズ、ジャーガン・ラーンダズ、ウィリアム・W・ベアランズ三世（大来佐武郎監訳）『成長の限界 ── ローマ・クラブ「人類の危機」レポート ──』ダイヤモンド社、1972 年。

ハンス・ヨナス（加藤尚武監訳）『責任という原理 科学技術文明のための倫理学的試み』東信堂、2000 年。

ファン・レンセラー・ポッター（今堀和友、小泉仰、斎藤信彦訳）『バイオエシックス ── 生存

　の科学』ダイヤモンド社、1974 年。

レイチェル・カーソン（青樹簗一訳）『沈黙の春』新潮社、2004 年。

ロデリック・フレデリック・ナッシュ（松野弘訳）『自然の権利 環境倫理の文明史』ミネルヴァ
　　書房、2011 年。

第12章

生産性という時代、優生思想という課題
—— フクシマとサガミハラが投げかけるもの ——

「あかぎさん、にんげんといちがいにいっても、大別して、自己を意識すること
のできない不幸な存在と自己を意識する存在のふたつがありますね」

（辺見庸『月』より）

　世界からは音が消え、いっさいが、くぐもった。2020年、沈黙の春である。
コロナという厄災は、ソーシャル・ディスタンス、マスク越しの会話、そして
報道を一色に染めあげた。折しも、サガミハラの加害者Uが死刑を言い渡さ
れたのも2020年3月のこと。事件の報道は後景に退き、私たちの記憶からは
消え、くぐもろうとしてはいないだろうか。ひるがえって、2024年元日。能
登半島地震が襲い、否応なく、私たちの国には原発（志賀原発、柏崎刈羽原
発）があるということの意味をあらためて浮き彫りにさせた。放射能の拡散に
よるフクシマの記憶もまた、くぐもらせてはいけないだろう。サガミハラもフ
クシマも、沈黙させては、いけない。

はじめに —— 「生産性」の2010年代

　本章では、フクシマ（福島第一原子力発電所事故、2011年）とサガミハラ
（相模原障害者施設殺傷事件、2016年）の〈はざま〉で開始された「新型出生
前診断（以下、新型と略）」（非侵襲性出生前遺伝学的検査NIPT、2013年）を
めぐる生–権力／構造的暴力の磁場に光をあてる。近年高らかに掲げられてい
る「共生」の理念とは裏腹に、二つの事件の負荷がはからずも炙り出したのは
私たちの社会空間にある「内なる優生思想」であり、「新型」はこれを助長す
るものではないだろうか。ここで、狭い意味での「優生思想」を定義しておこ

う。

　　「優生思想とは、生まれてきてほしい人間の生命と、そうでないものとを区別し、
　　生まれてきてほしくない人間の生命は人工的に生まれないようにしてもかまわ
　　ないとする考え方のことである。これは、優生思想のもっとも中核的な定義であ
　　る」[1]。

　フクシマでは、放射能によって障がい児が産まれることを危惧し人しれず
中絶を選んだ、いや選ばされた女／母たちがいた。サガミハラでもまた、障が
い者は「生きるに値しない」というUの主張に賛同・同調する声があったのも
周知の事実であり、この二つの事件の〈重なり〉として「内なる優生思想」を
指定しうる。いつの時代も力＝権力（power）の働きかけは重層・複合的だ。
　近代資本制システムが要請する効率と光の速度（＝「生産性」）に私たちの
自然的身体は取り込まれ、いまや生の〈はじまり〉が、すなわち偶然（＝自然）
の舞台であったはずの〈出産〉が、医学的分類による「選択」（＝必然）の場
となりつつある。もはや、力（power）に抗して「選ばないことを選ぶ」こと
は一層の困難を強いられ、「障害」という一般的名辞の内圧／暴力によってい
たるところに地図にない「線」が引かれることになる時代を迎えるだろう。〈い
のち〉の係留点としての女性の身体は深く、深く、傷つけられようとしている。
　2010年代のはじまりとしてのフクシマがあった。つづく新型出生前診断の
開始、そしてサガミハラの悲劇。狭い意味での優生思想をも含めて「生産性」
という言葉のうちに、これまで別々の、別個の文脈であったものが、地続きの
ものとして可視化されていく光景が2010年代には拡がった。それでは、記憶
を紡ぎ、記録することを通じてその投げかけるものから、生命倫理に関わる問
いを立ち上げてみよう。

1. フクシマとサガミハラが重なる〈場〉
── 炙り出される「内なる優生思想」

(1) フクシマ（2011.3.11・12）

　まず、2011 年 3 月、フクシマで原発事故がおこった際、当時の取材によれば、ある福島市の病院では、妊娠初期の女性は一様に放射能による先天異常や流産の可能性を口にしたという。例えば、妊娠 8 週だったある女性は、婚約者から、胎児が被曝して先天異常児が生まれるかもしれないという理由で、中絶を強く求められて病院にきた。医師はそのつど、いまの放射線量では大丈夫だと説明したが、どうしても中絶したい、あるいはしなければならない、と言われると、医師はどうしても産めとは言えない。こうしたケースが、この病院に限らず、少なからずみられたという[2]。

　ちなみに、1986 年、チェルノブイリの原発事故によって、いわゆる「死の灰」の 7 割が落とされたベラルーシでは、先天異常をもって生まれた乳児の割合が、事故の 5 年後の 91 年には 1000 人あたり 18.2 人と、事故前の 1.5 倍になったという報告もある。中絶件数も増え、正確な件数は把握できないものの、西ヨーロッパ全体で、10 ～ 20 万ともいわれている[3]。この事実の真偽の判断は難しい一方で、少なくとも中絶に関する証言はなかなか公にはならないということはいえるであろう。

　福島に関しては、以下のような報告がある。

　いわき市のある民間団体に寄せられた相談事例によれば、中絶するか否かが 69 件、子どもの障がいが不安だが中絶したくない 21 件、中絶できない時期に至っており仮に障がい児が生まれたらどうすればよいのかが 18 件、「不安」の強い夫や義父母から中絶を勧められている 16 件、などが相談として寄せられたというが、いずれも障がい児や先天異常児が生まれてくるのではないか、という「不安」を示している。実際に中絶した人は少なくとも 18 人ということが確認されているが、このうち、自らの意思で中絶した人が 5 名、周囲と話しあった結果中絶した人が 4 名、夫や義父母から勧められて中絶した人が 9 名であった[4]。

　公害である水俣病では、当時、行政指導として胎児の中絶が推奨されたのに対し、福島では、非強制の、つまり自己選択として中絶が行われたといえる。しかし、それは許容されうる女性の自己決定権の範囲内か、というひとつの倫理的な問いが浮かぶ。これについて、立岩真也の議論を参照軸として少し考えてみたい。

　一義的には、胎児が、「何か」から「私でない存在」、すなわち〈他者〉になっていく過程を感受することができるのは、換言すれば、〈他者〉の出現を最初に知るのは妊娠している女性だ。胎児を〈他者〉としてあらしめるかどうかというのは、その胎児を身のうちにはらんでいる女性に委ねるしかない。こうした了解のもとで、「だれもがその生命を奪われてはならない存在として認める時点以前の期間」においては、〈他者〉を侵害しないことを前提として、自己決定を女性に委ね、権利として尊重できる。しかし、出生前診断では、この決定が他者の性質、言い換えれば、どのような存在か、存在の"属性"を前提にして決定する行いである以上、それは他者の存在を想定しつつ、他者を決定することであり、他者が他者であることを奪い取る。それゆえ、自己決定権とはいえない、リプロダクティヴ・ライツには含まれない、という解釈である[5]。

　先にあげた事例は、出生前診断後、障がいの有無を確認した上で中絶しているわけではない。けれども、生まれて来る子をその"属性"（の可能性）に基づき選ぼうとしていることから、その時点で胎児はすでに他者としてみなされている。つまり、胎児を他者とみなした上で、そのありようを制御しようとしており、自己決定権としては正当化しえない、限りなく出生前診断を経た後の中絶に近いということがいえる。しかし、原発事故によって、女性たちは「選ばないことを選ぶ」以前に、否応なく生まれてくる子の性質の可能性、その存在の"属性"の可能性を —— 実際に障がいをもった赤ちゃんが生まれてくるかどうかは別としても —— 彼女たちは切実に観念しているという意味で、予め知ってしまっている。否応なく知らされている。これは、〈核災害〉による「無実の場」への侵襲であって、究極の暴力ともいえる。

　実際、このいわき市の団体によれば、誰にも相談できず中絶してしまい自分で自分を追いつめている人、あるいは中絶を選択肢に入れたことで、自分で

自分を責めている人が多くいたという[6]。

　ここで、この〈核災害〉の暴力を通じて問題／課題化してみたい点は、これまでみてきた「不安」の内容が、仮に、障がい者は不幸であり、生まれない方がよいという価値規範を前提としているのならば、〈核災害〉による福島の女性へのすさまじい「負荷」は、はからずもマジョリティの「内なる優生思想」を炙り出しているのではないか、ということである。

　原発事故当初にいわれた 100 mSv 安全言説のその健康概念の内実には、それ以下であれば、障がいをもった子どもは生まれてこないがゆえに安心してよい、ということが前提とされていた。ここにマジョリティとの共犯関係が成立していることが読み取れる。こうした価値規範は、反原発・脱原発を主張する人たちも、暗に前提していた。

　例えば、米津知子による「反原発の理由に『障害児の出生』が繰り返しいわれるとき、障害にまつわる負のイメージが人びとに再確認され、それが障害者排除の実態を強め、差別を深めるのではないか」（以下、「障害」の語は引用元の表現に従う）[7]、野崎泰伸の、「このような反原発論には、障害者に対する嫌悪感、その中核としての優生思想と、障害のない子どもを女性に期待するという、女性に対する圧力とが前提とされているのではないか」[8] という指摘がある。こうした前提や価値規範には、より注意がむけられるべきではないだろうか。

(2) サガミハラ (2016.7.26)

　サガミハラについてみてみよう。例えば、2008（平成 20）年に発生した秋葉原通り魔事件と違って、選択的／選別的殺人であった、人間の"属性"に基づいた殺人であったということが一つ目の特徴にあげられる。これは人間の肉体的生命を奪う「生物学的殺人」のみならず、人間の尊厳や生存の意味そのものを否定する「実存的殺人」であったため、二重の意味での殺人だったといえる。

　この時期、ふだん私たちには聞き慣れなかった「ヘイトクライム」[9] という言葉もにわかにクローズアップされたが、報道では、むしろ（当時）容疑者の

異常性が強調され、容疑者が精神疾患をもっていたことから、「施設で平穏に暮らしていた障害者を、精神障害のある容疑者が襲った猟奇的事件」「障害者の間で起こった困った事件」[10] という矮小化がなされ、他方で、被害者は匿名でありかつ被害者を共感の対象とするような情報の提示は少なかったように思われる。いわば被害者は障がいという"属性"をもつ他者であり、こうした他者化のうちに脅威のリアリティも欠如していた。

星加良司は次のように述べている。

> 「『テロ』報道に典型的なのは、我々の社会に対する外的な脅威として事件を描く図式である。そのために、加害者側が、理解しがたい思想や心情をもった絶対的な『他者』であることを強調する一方、被害者側には、我々に共感可能なストーリー（夢や生き様、親しい人との関係など）があったことを焦点に当てることで、我々の社会の『内側』の存在であることを印象付ける。……翻って、相模原での事件に関する報道について振り返ると、被害者を『我々』の側に位置づけようとする姿勢は、初めから決定的に欠けていたように思えてならない。……『実名／匿名報道』の問題も、そうした姿勢の反映であるように思う……事件は『施設』という空間的にも心理的にも『我々の社会』から隔絶した場で起こった出来事であり、被害にあった人びとは『知的障害』という『異質』と思われている存在だった。だから、この事件がいかに残忍で卑劣な犯行であったとしても、それが『我々の社会』において『我々』に対して向けられたものだというリアリティを、多くの人は感じなかったということではないだろうか。私が直感的に覚えた違和感の正体は、まずは、この社会が重度障害者をこれほど絶対的に他者化しているという事実を、改めて突き付けられたことへのショックだったのだと思う」[11]。

また、被害者の匿名性についていえば、遺族の中には、「事件がなければ、周囲に隠し通せたのに」[12] という声もあり、いかに日本社会が、障がいをもつ人にとって居心地の悪い社会かということを映し出す声ともいえるだろう。

この事件のもうひとつの大きな特徴として、加害者Uへの賛同・同情の声があったことがあげられる。加害者への賛同・同情の声は主としてネットで多くみられたが、その内容は大きくわけて二つあった。一つ目は、①消極的賛同・条件つき同情である。これは「障害者福祉施設で勤務した経験があるが、自分も殺意を感じたことはある」「行動に移すのはよくないが気持ちはよくわ

かる」といった声だ。二つ目は、②積極的賛同である。「障害者が税金を使う
ばかりで社会の邪魔になっている」「家族が手に負えなくなって障害者を施設
に入れるのだから、容疑者が障害者を殺してくれてよかった」という意見が
あった。

　通常このような事件が起こったとき、加害者に対するバッシングが大々的
に起こるが、この事件においては、賛同の声があったという点は、この事件の
おおきな特徴といえるだろう。とりわけ「気持ちはわかるが行動に移すことは
よくない」という①が多かったが、これらが暗に前提していることは「障がい
者は不幸しかつくりださない」という価値規範ではないだろうか。辺見庸のサ
ガミハラ事件をあつかった『月』という小説の中に「衝動の代行」という言葉
がでてくるが、非常に示唆的に思われる[13]。すなわち、"裁かれているのは誰
か"という大きな問いに私たちは否応なく直面することになるはずなのだ。

　また、2020（平成元）年に発生した、ひきこもりの息子を「迷惑かけるの
ではないか」と父親が殺害した元農水事務次官長男殺害事件でも、その後父親
に対して賛同の声があった。構図としてはサガミハラへの賛同の声と相似形で
あり、やはり「生産性」という言葉がみえかくれする。

　他方、事件を批判する側としても、「弱者を狙うのはひどい」言説では、障
がい者は守られるだけの力弱い価値の小さい存在である印象を植え付けること
になる。かりに広い意味での優生思想をあらゆる線引きの"構え"による暴力
と定義するならば、"こちら側（健常者）"と"あちら側（障がい者）"という
線引きをすでに行っているという意味で、Uへの賛同・同情言説と共通の土俵
にあるといえる。少なくとも愛と正義によるパターナリスティックな代弁主義
では闘えないという難しさがあるといえよう。

　医学モデルの枠組みの下では、健常者になればコミュニティの中で生きら
れるが、そうでなければコミュニティから排除され、隔離的な施設で生きる
ほかない。こうした時代背景の中で、1970 年前後には「この子がかわいそう」
というパターナリスティックな代弁主義に基づき、愛と正義の名の下に、母親
が障がいを持ったわが子を殺す、という事件が相次いだ。それは相模原の事件
における加害者Uの主張するところの慈悲殺／安楽死と同根の構造となって

しまう。

　また例えば、障がい者解放運動で闘った横塚晃一は「自分より障害の重い人を見れば『私はあの人より軽くてよかった』と思い、また知能を冒されている人を見れば『自分は体はわるいがあたまは……』と思うのです。／なんとあさましいことでしょう」[14)] とかつて述べ障がい者間の差別意識を批判したが、これは日本社会全体を覆っている心理ではないかとも考えられる。"自分より序列が低いと考えた人間を見下して安心する心理"、いわば無限の"下方比較"の螺旋（らせん）というような心理がいま働いているのではないだろうか。先ほどみてきた「障がい者の間で起こった困った事件」という報道の構図も、"こちら側（健常者）"と"あちら側（障がい者）"で線を引いて、こちらはあちら側よりマシだという装置として機能していたとみることができる。

2.　構造化される〈いのち〉の選別
　　── 〈はざま〉としての「新型出生前診断」

　次に「新型出生前診断」についてみていきたい。時間軸でいえば、フクシマとサガミハラの間でそれは開始された。開始当初、次のように報道されていた。「妊婦血液でダウン症診断　精度99%、来月にも」、2012年8月29日、『読売新聞』はこのような見出しでトップで新型の出生前診断を報じ、その後、メディアには、「妊婦血液」「ダウン症」「99%」という三つの言葉が洪水のようにあふれかえった。こうした中、2013年4月から「新型出生前診断」は始まった[15)]。

　21トリソミー（ダウン症）、18トリソミー、13トリソミーの染色体異常が検査可能であり、簡易、安全、99%がうたわれた。わずか20ccの採血で妊娠10週から検査をうけることができ、結果がでるまでには2週間かかるものの、中絶が許されている21週6日までには一定の時間があることから、「考える時間」が与えられる。また、もし中絶を選ぶにしても、早期であればあるほど、妊婦への身体的な負担（ならびに経済的な負担）は小さくて済む。このような検査が登場し、それが「福音」として響く背景には、高齢出産の増加があげられる。高齢出産とは、35歳を過ぎて初めて出産することを意味し、染色

体異常は母親の年齢が高いほど起きやすいといわれる。ダウン症に関していえ
ば、出産年齢が 40 歳だと 60 人に 1 人、35 歳では 200 人に 1 人となることが
わかっており、こうした「リスク」の回避が福音の内実といえる。しかし、中
絶を選ぶ場合、妊娠 12 〜 21 週となるため、中期中絶＝死産としての扱いを
うけることになる。また、もとよりこの「99％」というのは、例えばダウン
症の胎児が 100 人いれば 99 人わかるという意味であり、検査の結果陽性なら
ば 99％の確率で染色体に異常があるというわけではない[16]。

　しかしながら、2013 年の 4 〜 5 月に検査を受けた妊婦が約 1,500 人と当初
研究機関の予想に反し 1.5 倍となり[17]、開始から半年が経過した 11 月、ある
報告が発表された。この時点で、検査を受けた妊婦約 3,500 人。陽性だったの
は全体の 1.9％にあたる 67 人。このうち羊水検査など確定診断を受け、陽性
が確定し、流産もしなかった妊婦が 54 人。そのうち、53 人が中絶を選んだ。
一人は、調査時、妊娠を継続するか否かを悩んでいたという（53 人の内訳は、
ダウン症 33 人、13 トリソミー 4 人、18 トリソミー 16 人）[18]。陽性と確定し
た妊婦から、産むという結論に至る女性がいなかった事実をどうみるべきだろ
うか。ちなみに、開始から一年間で検査をうけた妊婦は約 7,800 人となってい
る（2021 年までには約 10 万人）。

　「新型」は国家による露骨な強制ではない。「妊婦さんの決定だから」という
言葉に、返す言葉をもつ人はどれほどいるだろうか。けれども、個人的な決断
が一致するところの集団的結果をみるならば、端的に、抑制的優生学であると
いえよう。また、そもそも実質的な意味で自由意志による決定となっているの
だろうか、という問いも生まれる。

　DPI 女性障害者ネットワークは、女性が検査を"選択"する背景に目を向け
る必要があるとして次のように述べている。「障害をもつ子の子育てが、そう
でない場合に比べて困難な中で、検査の方法だけがあり、産むか産まないかの
決断を女性が迫られるなら、子が障害をもって生まれることを女性に回避させ
る圧力となります。自由な意志とは言えません」[19]。日本ダウン症協会もまた、
日本産婦人科学会に要望書を提出して、検査が「マス・スクリーニングとして
一般化することや、安易に行われることに断固反対」であり、今回の検査が、

一般の検査同様、血液検査で行えるからといって、「妊婦に紹介されたり実施されたりすることには、当事者団体として強く異議を申し立てます」と述べた。

　それにしてもなぜ、障がい児とりわけダウン症の胎児がこれほどまでに狙われるのだろうか。横浜市大の調べによれば、胎児の染色体異常を理由とした中絶の件数が2000年から2009年までの10年間で、その前の10年間に比べて倍に増え、中でもダウン症を理由に中絶した件数が、368件から1,122件と急増したと発表した[20]。

　日本ダウン症協会の玉井邦夫は次のように語る。「なぜ、ダウン症がここまで、標的になるのか？（中略）なぜなのだろうと考えたときに、ただひとつたどり着ける結論は、彼らが立派に生きるからです」[21]。長く生きるから、生きるからこそ、標的となる。ダウン症の特徴の一つに精神的発達遅滞があるが、「生産性」（能力／生産力至上主義）の現代において、それは費用対効果からみてコストとして指定され、リスクとしてみなされうる。合理的・効率的判断のできる自己意識をもった"人格"が想定されるとき、〈遅れ〉は許されない。高度情報化社会の現在、もはや生産性という光の〈速さ〉となっているからだ。

　いまや、検査は「誰もが受けられる検査」から「受けないわけにはいかない検査」に構造化（＝システム化）されつつある。今後、「選ばないことを選ぶ」ことは一層困難となり〈いのち〉の係留点としての女性の身体への圧力は増すことが容易に予想される。"人格"から"生そのもの"を奪還することはできないのだろうか。

3.〈重なり〉が示す論理と心理 ──〈わたし〉の"生きがたさ"

(1) 日本における優生の土壌

　これまでみてきたように、フクシマとサガミハラが炙り出したものに私たちの「内なる優生思想」がある。少なくとも加害者Uの主張は「異常」として割り切れない、私たちの日常と地続きの関係にあるといえよう。そもそも日本では、「優生上の見地から不良な子孫の出生を防止する」ことを目的に掲げた優生保護法が1996年まで続いていた。障がい者や関係者の粘り強い運動で

ようやく廃止されたが、優生保護法下で行われた不妊手術は「強制」と「同意」を含めて少なくとも 2 万 4,991 件に及ぶ[22]。優生保護法ですら認めていなかった子宮摘出の手術等も行われ、1980 年代半ばには障がい者入所施設の全国研究大会事例報告まで行われていた。また国連の人権条約から度々勧告を受けており、女性差別撤廃委員会からは 2016 年 3 月に勧告が出された。女性差別撤廃委員会のパラグラフ 24、25 には「強制的な優生手術被害者（70％が女性）の調査、加害者の訴追、有罪となった場合の処罰、正式な謝罪及び被害者の法的救済、補償、リハビリテーションなどを提供するよう勧告する」といったことが強い調子で述べられた。

　こういった歴史的経緯の上で「新型出生前診断」は開始され、2016 年の『毎日新聞』の報告では受診者の 96.5％が陽性から中絶を選ぶという事実が大きく報道された[23]。技術の進展に伴って出産という自然／偶然性が、選択／必然の場に立たされることになると、それらを見る第三者の規範も大きく変化する。

　米本昌平や玉井真理子らの著作から象徴的な言葉を引いてみたい。「選択的中絶が個別に行われた結果、出生前診断が可能な特定の病気や障害をもつ子どもの出生が激減する現象が実際に起こっている。そのために、こうした病気や障害をもって生れてきた子どもたちは『中絶を失敗した子ども』『中絶を怠ったために生まれた子ども』という否定的なまなざしにさらされるとともに、専門医の減少などによって社会的支援が受けにくくなる恐れがある」[24]。また、「ダウン症の子どもの親たちの間で、半ば冗談で、半ば深刻に語られていることがあると。ダウン症は『博物館行き』になる運命なのだろうか、と。『昔はいたよね、あんな人たちが』『今ならあんな子を産まなくてすんだのに』と、ちまたでささやかれるような時代が来るのかどうか。『まだあんな子が街をウロウロしている』と、『全国指名手配』されるような時代がくるのかどうか」[25]と。

　「自己選択／決定」は個人の「自己責任」へと還元され、差別の正当化装置となるのではないだろうか。[26]それはヘイト・スピーチ／クライムと連続上の関係にあるといえる。

　また、「生きるに値しない生命」という加害者Uの考えは、これはUに限ったものではなく、見方によっては多かれ少なかれ私たちも抱いている可能性があることを確認してきたが、私たちは通常、「人間」といった場合、自己意識をもった理性的な"人格"を想定する。が、ここにかなりの厄介な問題が存在する。倫理学説という意味では、人間生命を「人格的生命」と「生物的生命」とに二分し前者を備えるものに倫理的配慮・生存権を与えるとするパーソン論——もとよりこのような境界づけによってパーソン論からこぼれ落ちる存在が倫理的に配慮されなくてもよいという言説とはそもそもパーソン論の内部で倫理的に配慮されうる主体によって形成されている[27]——とどう向き合うかという問題だ。Uは新たに「心失者」という概念をもちだした。これは他者と意思疎通ができない人と定義されているが、Uは「世界人権宣言」における人間の尊厳をも引用しながら「心失者」の概念にふれ、ナチスのユダヤ人虐殺は否定し世界平和を願いつつも、障がい者殺害を肯定する。

　ここでいう障がい者とは、単に障がいを持つ人ではなく「生産性」のない障がい者にあたる。ここにおいて古典的な狭い意味での優生思想ではとらえきれないUの考えをみることができる。いまや障がい者／非障がい者ではなく、心失者／非心失者という線引きが行われ、端的には、「生産性」が指標となっている。こうした意味で、事件後、私たちは人間の尊厳をいかに語りうるか、という問いが立ち上がるであろう。

　〈生〉そのもの——「ただ、あなたが『在る／居る』ということ」——の肯定はいかにして可能だろうか。例えば、「どんなに重度の障がい者の生にも価値がある」といったような言説では、意味／無意味、善い生／悪い生という差別的な二分法が温存され、"価値"という観点を介在させた途端に"属性"に基づく線引き／序列が生まれてしまう。これとは違った形で、生そのものの肯定のありようを構築することは可能なのだろうか。

(2) なぜ、〈わたし〉は線を引くのか

　そもそもなぜ、〈わたし〉は線を引くのだろうか。まず日本の社会的背景ないし心理としては、例えば「生存圏をめぐる闘争」という問題が一つあげられ

る。つまり、国家の再分配も社会の相互扶助も信用できず、最後に残された生存のためのテリトリーが損なわれるのではないかという不安が覆っている。ギリギリまで狭まったテリトリーを死守しようとする切迫感を抱え、ときとして排外主義にも加担するいわばグロテスクなマジョリティの存在が見え隠れする。そこには自分たちが脅かされているという得体のしれない恐怖や不安がベースにあるのではないだろうか[28]。これ以外にも、生産力／能力至上主義、コミュ力をあおる社会、そして速度と権力の癒着、少なくともこうした背景がある。

　ちなみにUの「心失者」概念は、意思疎通ができないものというものであったが、神経筋疾患ネットワークの中尾悦子は、次のように述べている。「障害者に近づくと心が乱されることも、近づきたくない理由かもしれません。単純に、他者といて、テンポのずれを受け入れるのは面倒なことです。あるいは、『迷惑』をかけてはいけないと言われて育ち、助けを求められない人たちは、助けられながら生きる障害者を見ているだけで腹が立つこともあるでしょう」[29]と。

　また、熊谷晋一郎と最首悟は対談の中で次のように述べている。

　　熊谷　競争に敗れれば次々に不要とされる社会構造の中で、生産能力の劣る人への手厳しさはどんどんエスカレートしている。障害がない人も、いつ自分が不要な存在になるのか、不安にさらされています。少ない椅子を奪い合う社会では、より不要とされる人に悪意や攻撃が向かいやすいのです。
　　最首　現代は『私の存在価値は何か』『社会に役に立っているのか』という存在証明が難しい。終身雇用が失われ、弱者はいつ切り捨てられるかわからない。これは誰でもとてつもなく不安なこと。不安が解消されないから、まぎらわすしかありません[30]。

　杉田俊介は、とりわけ生きがたさを感じている若者を念頭において、「根っこには強い被害者意識があって、自分は不幸で、自分を愛せない、と感じている。それは他人に言っても伝わらないし、世の中に訴えるほどの特別なハンディを持ったり、不遇な環境に生れたわけでもないし、それなのにこんなに苛々したり、つらいのは自分がおかしいんじゃないか……それは誰かのせ

いだ、と考えないとやっていられない……マイノリティではないけれどもマ
ジョリティにも乗りきれなくて、不満を募らせ鬱屈している、というような領
域」[31] があると述べている。先に、グロテスクなマジョリティという言葉を出
したがまさにこの「領域」に深く関わってくるだろう。

　こうした、生存圏をめぐる闘争、実存的な不安や孤独、個人化が進む中で、
生き延びるということとは何かを考えたときに、やはり熊谷の定義がケアや自
己肯定、社会の寛容度という意味でもヒントになるのではないだろうか。

　すなわち「自立とは依存しないことではなく、依存先が複数あることだ」。
これまで、自己決定や選択、自己責任ということをみてきたが、それに先立っ
て、複数の依存先が必要不可欠である。と同時に、複数の〈わたし〉を生きる
ということ。こうした複数性こそが、社会の寛容度と深くかかわり、私たちの
「内なるＵ」への歯止めになるのではないか。フクシマとサガミハラはいまも
私たちに問いを投げかけ続けている。沈黙しては、いけない。

注

1) 森岡正博『生命学に何ができるか――脳死・フェミニズム・優生思想』勁草書房、2001 年、
286 頁。

2) 野村昌二「放射能と「妊婦の心」」『AERA』24 (36)、朝日新聞出版、2011 年、25 頁。

3) 同上。他、核戦争防止国際医師会議ドイツ支部『チェルノブイリ原発事故がもたらしたこ
れだけの人体被害――科学的データは何を示している』松崎道幸監訳・矢ヶ崎克馬解題、
合同出版、2012 年、45 頁、参考。

4) 本多創史「再帰する優生思想」赤坂憲雄・小熊英二編『「辺境」からはじまる――東京／東
北論』明石書店、2012 年、116-121 頁。

5) 立岩真也『私的所有論〔第 2 版〕』生活書院、2013 年、338-343 頁。林千章「女（わたし）と身体――フェ
ミニストの自己解放の拠点」『女性学』9、2001 年、89 頁、「出生前診断という問題――女
性運動と障害者運動の対立を解きほぐすために」『女性学』17、日本女性学会、2009 年、
125 頁、参考。

6) 本多創史、前掲、116 頁。

7) 米津知子「『障害は不幸』神話を疑ってみよう」『インパクション』181、インパクト出版会、
2011 年、42 頁。

8) 野崎泰伸「『障害者が生まれるから』原発はいけないのか」『部落解放』655、解放出版社、
2012 年、14 頁。

9)　ヘイトクライムとは、個別のトラブルや怨恨等を理由とするものではなく、生れながらの人種、民族、宗教、性的指向、障害等の特定の属性を持つ対象への偏見や差別にもとづく憎悪によって引き起こされる暴力、虐待を意味する（保坂展人『相模原事件とヘイトクライム〔岩波ブックレット No.959〕』岩波書店、2016 年、8 頁）。

10)　尾上浩二（2016）「相模原障害者虐殺事件を生み出した社会 ― その根底的な変革を」『現代思想 ― 相模原障害者殺傷事件』vol.44（19）、青土社、2016 年、71 頁。

11)　星加良司「『言葉に詰まる自分』と向き合うための初めの一歩として」『現代思想 ― 相模原障害者殺傷事件』vol.44（19）、青土社、2016 年、88-90 頁。

12)　『毎日新聞』2016 年 9 月 14 日付。

13)　辺見庸『月』KADOKAWA、2018 年、234 頁。

14)　横塚晃一『母よ！殺すな〔二版〕』生活書院、2007 年、36-37 頁。

15)　玉井真理子は、「狭義の出生前診断」と「広義の出生前診断」は概念上区別されうるとし注意を促している。前者は「胎児における特定の疾患およびその可能性を発見するために、人工妊娠中絶が可能な妊娠二二週未満に結果が出ることを前提にして行われ」、後者は「胎児の順調な成長や妊婦の健康をサポートするために役立ち、さらに、分娩後の適切かつすみやかな医療的対応のために必要な情報を増やしてくれるものである」（玉井真理子「出生前診断における「機会の平等」―「知らせる必要はない」問題再考」『思想』979、岩波書店、2005 年、112 頁）。

16)　厚生福祉編集部「新型出生診断、来月にも」『厚生福祉』5977、2013 年、11 頁。

17)　『読売新聞』2013 年 7 月 16 日付。

18)　『毎日新聞』2013 年 11 月 22 日付。

19)　利光恵子「血液検査で子どもの障害がわかるって、それって、いいこと？」『部落解放』678、解放出版社、2013 年、55-56 頁。

20)　『読売新聞』2011 年 7 月 22 日付。

21)　坂井律子『いのちを選ぶ社会 出生前診断のいま』NHK 出版、2013 年、162 頁。

22)　毎日新聞取材班『強制不妊 ― 旧優生保護法を問う』毎日新聞出版、2019 年、10 頁。

23)　『毎日新聞』2016 年 4 月 25 日付。

24)　米本昌平・松原洋子・橳島次郎・市野川容孝『優生学と人間社会 ― 生命科学の世紀はどこへ向かうのか』講談社、2000 年、235 頁。

25)　玉井真理子・渡部麻衣子『出生前診断とわたしたち ―「新型出生前診断」（NIPT）が問いかけるもの』生活書院、2014 年、218 頁。

26)　自己決定権と自己責任論は表裏の関係にある。そこには「権利」として付与するがゆえに、自己決定しえないというアポリアがある。自己決定権と自己決定の区別については、小松美彦『「自己決定権」という罠 ― ナチスから相模原障害者殺傷事件まで』言視舎、2018 年を参照されたい。

27) 野崎泰伸『生を肯定する倫理へ ― 障害学の視点から』白澤社、2011 年、130 頁、参考。また、パーソン論の代表的論者エンゲルハートは次のように述べている。「人格の特徴は、自己を意識することができ、理性的で、賞罰の価値に関心をもちうる点にある。…すべてのヒトが人格であるわけではない。…胎児、乳児、ひどい知恵遅れの人、不可逆的昏睡状態にあるヒトなどは、人格ではないヒトの例である」。続けて、「厳密な意味での人格である人びとに、不当な経済的、心理的負担をかけないようにすることは、道徳的に根拠がある」(Jr エンゲルハート・H. トリストラム／加藤尚武・飯田亘之訳『バイオエシックスの基礎づけ』朝日出版社、1989 年、133 頁。

28) 雨宮処凜編『この国の不寛容の果てに ― 相模原事件と私たちの時代』大月書店、2019 年、166-172 頁、参考。

29) 中尾悦子「相模原市障害者殺傷事件から見えてくるもの」『現代思想 ― 相模原障害者殺傷事件』vol.44（19）、青土社、2016 年、81 頁。

30) 朝日新聞取材班『盲信 ― 相模原障害者殺傷事件』朝日新聞出版、2017 年、195 頁。

31) 立岩真也・杉田俊介『相模原障害者殺傷事件 ― 優生思想とヘイトクライム』青土社、2016 年、205-227 頁。

第13章

奪ってはいけない
── デイヴィッド・ベネターの反出生主義に向き合う ──

> 「……でも、自分の子どもがぜったいに苦しまずにすむ唯一の方法っていうのは、その子を存在させないことなんじゃないの。生まれないでいさせてあげることだったんじゃないの」
> （川上未映子『夏物語』より）

「生まれてこないほうが良かった」。暗き時代のなかで、いまこの瞬間にもちいさな惑星のどこかで、"痛み"に耐え忍び仄かに生の光を灯している人たちが、確実に居る。日本では若い人の自殺の増加が叫ばれて久しい。その一方で「親ガチャに、失敗した」と嘯く声がきこえる。"強さ"が求められる社会で生きるということ。が、努力の条件は平等か。ぜんぶ、〈わたし〉の責任か。その嘯きは、真っ当な批判と倫理であると同時にひとつの救済でもある。ときとして運命論は残酷な慰めにすらなる。私たちは、否応なくこの地上に投げ出され、生まれる地域も、時代も、親も、なにもかも、選ぶことはできない。産むことと、生まれるということ。この溝にある無限ともいえる圧倒的な非対称性。そこに光はあるのか。愚直に求めてみるのも悪くないのかもしれない。光は、暗きに灯るのだから。

はじめに ──"痛み"ということ

本章では、南アフリカの哲学者デイヴィッド・ベネター（David Benatar）の反出生主義（Antinatalism）に光をあて、そこから反照される〈生〉の位相にまなざしを向けてみたい。いま、この章を読んでいるあなたは、すでに存在してしまっている。それはいかなる意味をもつ事態なのだろう。あなたは、どんな光を放っているのだろうか。導入としてまず、息をのむような珠玉の文章

で綴られた川上未映子の小説『夏物語』からすこし引いてみよう。作中、登場人物の善百合子の語りはまさにベネターと響き合う。

> 「十人の子どもは、ぐっすり眠っている。そこには喜びや嬉しさもないし、もちろん悲しみや苦しみといったものも存在しない。なにもないの、みんな眠っているから。そして、あなたはその十人の子どもたちを全員起こすか、全員を眠らせたままにしておくか、どちらかを選ぶことができる。
>
> 　あなたがみんなを起こすなら、十人の子どもたちのうちの九人は起こしてくれたことをうれしく思う。ありがとう、目覚めさせてくれてありがとうって、あなたに心から感謝する。けれど、残りのひとりは、そうじゃない。その子には生まれた瞬間から死ぬまでのあいだ、死ぬよりもつらい苦痛が与えられることがわかっている。その苦痛のなかで死ぬまで生きつづけることがわかっている。それがどの子なのかはわからない。けれど十人のうちのひとりは必ずそうなることを、あなたは知っているの」
>
> 　善百合子は膝のうえで手のひらを重ねて、ゆっくりと瞬きをした。
>
> 「子どもを生むということは、それがわかっていて、子どもたちを起こすことだよ。子どもを生もうとする人は、それができる人なんだよ」[1]

　主題となるのは端的に、"痛み"である。ベネターは「存在してしまうことは常に害悪である」と主張する。たとえ人生にいくら快（幸福）が多くあったとしても、人生の中に"痛み"がほんの一滴でもあっただけで、生まれてこない方の良さが、生まれてきた良さよりも勝る。この点が彼の主張の核心だ[2]。先に『夏物語』から一節を引いたが、確かに親が子どもを産むとき、子どもは一方的にこの地上に誕生させられる。それは生まれてくる子にしてみれば暴力とすら言えるのかもしれない。誰も「生まれてきたいです」と言って、その声を聞いた親が「じゃあ産みましょう」と産むわけではない。出生は常に出生させる側の暴力として、ある存在を地上に生み出す構造になっている。そこに正当性はあるのかとベネターは問うのである。

　例えば生殖に対する否定的な思いをあくまでも個人の考えに留めるなら、「チャイルドフリー」という言葉があるし、個人の自由として尊重されるべきである。だが、反出生主義は、一般性をもつ主義でありひとつの道徳ないしは倫理規範である。つまり、当の主張を支える根拠が当てはまる限りは、自分だ

けではなく他者の選択に対する評価が伴うのだ[3]。いわば、反出生主義とは、すべての人間あるいはすべての感覚ある存在は生まれるべきではないという思想ともいえよう。

1.　〈始まり〉そのものを問う
—— 生の〈開始〉と生の〈継続〉の区別

ベネターの『生まれてこないほうが良かった —— 存在してしまうことの害悪』(*Better Never to Have Been: The Harm of Coming into Existence*) は、2017 年に邦訳刊行された（原著は 2006 年）。まさにこの時代の閉塞感や生きづらさに呼応するかのように、その刺激的なタイトルとともにネット上でもずいぶんと話題になった。このことは、時代が要請する生産性の圧力あるいは生殖（出生主義）が前提される社会構造の暴力からの解放を求めてという側面はいなめないだろう。

ここでひとつ。よくある極端な誤解を解くことを通じてベネターの理論枠組を確認してみたい。「生まれてこなければ良かったのなら、自殺すればいいんじゃないか」というものである。例えば「生きるに値する人生」という言葉はよく聞く表現だ。が、これは極めて曖昧であって、ベネターの理論枠組みにおいて決定的に重要なのは、今はまだない「始めるに値する人生」（生の〈開始〉）と今ある人生としての「続けるに値する人生」（生の〈継続〉）とを徹底的に区別して議論しているところである。つまりベネターが「存在してしまうことは常に害悪である」というとき、明確に前者「始めるに値する人生」か否かを問うているのである。だから、「自殺すればいいんじゃないか」とは後者すなわち「続けるに値する人生」の位相に関わる問いであり、ベネターは自殺を促しているわけではない[4]。

また、ときに安楽死とも結びつけて議論される向きもあるが、同じくそれらはすでに存在してしまっている私たちの人生の〈内部〉において「続けるに値する」か否かに関わる問題であり、ベネターは〈始まり〉そのものという圧倒的に規格外に〈外部〉を問題としている。いわば「ガチャを回す」という行為自体を常に害悪としているのだ。

　ひるがえって、哲学・思想史おける位置に目を向けるならば、これまで生の哲学など生の〈継続〉に関するものは19世紀以降、ショーペンハウアー（Arthur Schopenhauer）、ニーチェ（Friedrich Wilhelm Nietzsche）、ベルクソン（Henri Louis Bergson）などと歴史的には蓄積があるが、生の〈開始〉そのものを問うていることにベネターの大きな特徴がある。分析哲学という手法を用いて倫理的実存に迫る問いを投げかけている点は画期的であり、消極的功利主義／義務論という文脈において「存在させる／存在させない」という事柄を適応して問題提起したのはベネターが人類史上初といえる[5]。それではどのようなロジックにおいて「存在してしまうことは常に害悪である」といえるのだろうか。次節からみていきたいと思うが、ここですこし言葉の整理をしておきたい。

　反出生主義には「誕生否定」と「出産否定」（反生殖主義ともいう）の二種類がある。「私（たち）は生まれてこないほうが良かった」と考えるのが「誕生否定」であり、「新たに子どもを産むべきではない」と考えるのが「出産否定」である。どちらも誕生を否定しているが、反出生主義の神髄は"痛み"の削減（ないしは根絶）にあることに注意しよう。

　出生を控えることそれ自体が反出生主義の目的なのではない。あくまでも"痛み"こそが主題であり、出生を控えるのはそのための手段である。よって、「生まれてこないほうが良かった」（誕生否定）がより根源的な問いである[6]。二つの言葉はこのような関係にあることを念頭においた上で、ベネターの理論の核となる快苦の非対称性論証を検討してみよう。

2. 〈奪われ〉の哲学 —— 快楽と苦痛の非対称性

　あなたは、こう考えたことはないだろうか。「幸せになりたいわけではないけれど、不幸にはなりたくない」。幸福は抽象的で曖昧であるが、不幸は具体的で現実的である。肌感覚で実感がある。だから、ふと、そのような考えも浮かぶ。以下でみるベネターの表や言葉を考察する際にイメージとしてもっておくと理解しやすいかもしれない（なお、快楽は幸福に、苦痛は不幸に置き換え

て考えても問題はないだろう)。

さて、表と言葉を眺めてみる。ここで、わかりにくいのが(3)と(4)の関係であろう。(3)によれば、苦痛が生じないことは、苦痛を感じていない人物が現実に存在していなくとも良いことである。このとき、(1)と(2)の間に成り立つ対称性が(3)と(4)の間にも成り立つと考えるならば、(4)は(3)にあわせて「快楽が生じないことは、快楽を感じていない人物が現実に存在しなくとも悪い」となるべきである。しかし実際の(4)はそうはなっていない。

表 13-1　基本的非対称性

シナリオ A (X が存在する)	シナリオ B (X が決して存在しない)
(1) 苦の存在 (悪い)	(3) 苦の不在 (良い)
(2) 快の存在 (良い)	(4) 快の不在 (悪くはない)

(1) 苦痛が存在しているのは悪い。
(2) 快楽が存在しているのは良い。
(3) 苦痛が存在していないことは良い。それは、たとえその良さを享受している人がいなくても良い。
(4) 快楽が存在していないことは、こうした不在がその人にとって剥奪を意味する人がいない場合に限り、悪くない。(傍点と下線は米田)[7]
出典：D.ベネター『生まれてこないほうがよかった』

じつはここが決定的に重要なのだ。快楽の不在が悪いのは、快楽を得られるはずだったのにその機会を奪われている現実の人物が存在する場合だけであり、そうした人物が存在しない場合には、悪くはないのである。この(3)と(4)の非対称性こそがベネターが重視する非対称性だ。ベネターはこの非対称性を、人が生まれた場合と生まれなかった場合に当てはめ、そうして得られたのがこの表である。

確認してみよう。シナリオAは人物Xが実際に存在する場合であり、このときには、(1)苦痛が生じることは悪く、(2)快楽が生じることは良い。

他方、シナリオBはXが存在しない場合であり、この場合には、(3)苦痛が生じないことは良いことだが、(4)快楽が生じないことは、Xがそもそも存在しないために、すなわち快楽を奪われている人が存在しないので、悪くはない。

ベネターは、この表を与えた上で、Xにとって存在してしまうことと存在し

ないことのどちらがよりよいかを決めるためには、この表の（1）と（3）を
比べ、（2）と（4）を比べるべきだと論ずる。

　つまり、苦痛と快楽それぞれについて、生まれた場合と生まれない場合の
well-beingを比べるということである。まず（1）と（3）を比べるならば、X
の人生に少しでも、あるいは一滴でも苦痛が含まれる限り、生まれないことの
ほうが生まれることに比べてより良い。なぜなら、生まれない場合には苦痛は
まったくないからだ。では、（2）と（4）については、どうか。この場合には、
Xが生まれて快楽を得ることは良いことだが、それは、Xが生まれずに快楽を
得ていない場合よりもより良いとはいえない。なぜなら、Xが生まれなかった
場合の快楽の不在は、Xにとって別に悪くはないからである。すると、結果は
次のようになる。苦痛について比べた場合には、苦痛がないことは良いことで
あるため、生まれないことは生まれることに勝る。快楽について比べた場合に
は、快楽がないことは悪いことだとまではいえないため、生まれないことが生
まれることに劣ることはない[8]。

　すなわち、（1）＜（3）は成り立つが、「良い」と「悪くない」は比較できず（非
対称）、それゆえ（2）と（4）は厳密には比較不可能である。そうである以上、
（1）＜（3）からシナリオBのほうが良い、というのがベネターの主張である[9]。
かくして、「存在してしまう、生まれることは常に害悪である」というベネター
の〈はじまり〉をめぐる誕生害悪論が導かれることになるのである。存在にお
ける快楽は非存在における快楽の欠如に対して優越性を構成しない。なぜなら
ば、そこでは誰も奪われないからであって、苦痛を回避することは快楽の実現
に対して優先性を構成するのである。端的に言えば、誕生するとは次のことを
意味する。私たちは“痛み”の不在を奪われて、今この地上に存在しているの
である。

　同書を通読するに、どの章を読んでも「奪われる」という言葉が折りにふれ
て語られる。“奪われること”へのセンシビリティというのが、ベネターの思
想では通奏低音になっているともいえる。〈奪われ〉に着目することによって、
旧来のベネターイメージとは異なる彼の繊細さと力強さ、そして可能性を感じ
ることができるのではないか。

　彼自身の思惑を超え、はからずもこの「生産性」が何事にも優先するの時代へのラディカルな対抗メッセージともなっている。事実、"属性"に基づかないその命題は、人工妊娠中絶と選択的／選別的中絶とを区別しない。逆説的にも、障がい者の権利を擁護するものとさえなっているとともにベネターへの批判者の「内なる優生思想」を自ずと炙り出す（優生思想については、第 12 章を参照されたい）。

　もとより行きつく先は「存在してしまうことは常に害悪である」であったとしても、その理論枠組みや奪われることへのセンシビリティは〈何か〉に風穴をあけることになるのではなかろうか。ここで詳述することはできないが、それ自体、この生きづらい時代を読み解く上では多くのポテンシャルを予感させるということは指摘しておきたい。

3.　誰にとって「生まれてこないほうが良かった」のか

　ところで、ここまで読み進めてきたあなたは、いくつか疑問をもつかもしれない。第一に、ベネターはいったいどの視点から語っているのか。第二に、あまりにも静的な議論になっておりリアリティが欠如しているのではないか、と（第二の点については次節で扱う）。第一の疑問に関していえば、「生まれてこないほうが良かった」というとき、それは誰にとって良いのかということである。例えば、私にとって私は生まれてこないほうが良かった、ということと、しかし私以外の誰かにとって私は生まれてきても良かった、ということは両立しうる[10]。視点の設定がベネターの議論にとっては弱みとなっている感はいなめない。が、曖昧で弱いがゆえその疑問から反照される〈生〉の位相もまた立ち上がるのである。

　かりに、私が生きる中で、生まれてこないほうが良かったという思想にとらわれたとする。だが、私が生きる中で、私が存在して何かをしたことによって、喜びを感じたり幸せになったりした人たちがいるだろう。生まれてこないほうが良かったという思想は、その誰かが感じたところの／感じるであろう喜びや幸せを私の存在とともに"奪っている"。一見すると私の人生をゼロにし

てしまうだけの思想のように見えるが、じつはそうではなく、他者の喜びや幸福をも巻き込んでしまっている。その暴力が発揮される範囲は私を超えて他者にまで広がるのである。反出生主義はこのような暴力性をはらんでいる[11]。

　一方で、存在させることによる苦痛／不幸の不在を奪うという暴力性があり、他方で存在させないことによって私を超えた他者の快楽／幸福を奪うという暴力性を内包しているのが、反出生主義という思想である。筆者が〈奪われ〉の哲学と呼ぶゆえんだ。それは相反する二重の意味で"奪ってはいけない"とする呼び声であると同時に、前者から反照される後者は新たな〈生〉の位相を照らしてくれる。この文章を読んでいるあなたは、存在してしまって居る。そのことによって、ただそのようにそうとしか言えない世界が確実に在るということに気づかせてくれる。

　繰り返すが「生まれてこないほうが良かった」という言表は、私たちが1節でみてきたように、「始めるに値する人生」（生の〈開始〉）を否定的に捉えているだけで、「続けるに値する人生」（生の〈継続〉）は否定していなかったことに注意しよう。「生まれてこないほうが良かった」＝「今すぐ人生をやめたい」では決してないのである。ベネターの反出生主義という思想には、まだ「生きるということ」を肯定する余地が残っているのだ。

　この世界は苦痛に満ちていて、良くない場所だとしながらも、そのような世界でそうとしか言えない仕方で、いま、「生きているということ」に関しては、別に良いと言ってくれている。人生の〈始まり〉を肯定できなくとも、人生の途上すなわち〈いま・ここ〉で生きているということを肯定することはできるのだ。逆に言えば、いまの私の人生を否定したくなったとしても、すでに始まってしまった私の〈生／物語〉まで否定する必要はないということである。「産む／生まれる」ということと「生きるということ／いま、生きているということ」は違う[12]。冒頭でもふれた前者の溝は後者によって照らされるはずだ。

4. 光の〈方〉へ —— 存在と生成をめぐって

　さて、第二の疑問にふれることを通じて、本章を閉じたい。反出生主義に決定的に欠落しているもの。それは、リアリティである。反出生主義はあまりにも唐突だ。人間という存在だけが急にどこからか現れたかのような印象を受ける。もとよりそれはベネターの議論に沿った批判ではなくなってしまうが、それでも言いたくなることがあるだろう。私たちはこの地上で日常を生きているのである。

　すなわち、一方で、出産に至るまでの過程や、出産後の親のあり方、他方で、子どもが生まれて、徐々に育って大きくなり、その子もやがて大人になりまた子どもを産むという光景が反出生主義にはいっさい見えない。そうした物語を無視して人間存在の善悪が果たして問えるのだろうか。単に存在と非存在が比較され、「存在してしまうことは常に害悪である」ということが主張されることは「良い」ことなのだろうか。あまりも静的であり〈動き〉がない[13]。ここに違和感を覚える人は多いだろう。

　あなたがこの世界に生まれるということ。あなたが存在しなかった世界からあなたが存在している世界に変わるということ。あなたが居る状態に「なる」ということ。あなたは、「宇宙でただひとりだけ、独特のあり方で存在しており、生きている。これはもう、このようにしか言いようのない事実」なのである[14]。

　たとえ存在することが「悪い」のだとしても、存在するように「なる」ことが悪いとはいえないだろう。日本において反出生主義研究を牽引している思想家に森岡正博がいる。彼の著『生まれてこないほうが良かったのか？ —— 生命の哲学へ！』（2020 年）における「存在」と「生成」の区別はまさに同書の白眉であり、光の〈方〉へと導いてくれる。

　すこし紐解いてみよう。生成の意味がなかなか難解だ。具体例を引いてイメージするならば、「たとえば、人は、いまの幸せに満ちた善の状態（より善い状態）をわざわざ手放して、みずから選択して絶望的な悪の状況（より悪い

状態）へと歩んでいくことがある。その人にとっては、その絶望的な状況へと落ち込んでいく遷移のプロセスそれ自体が魅惑的なのである。幸せから絶望へのこのような遷移は、愚かであるとは言えるが、かならずしもその人にとって悪である（より悪い）とは言えない。文学作品によってしばしば描かれるとおりである。あるいは美学の領域になるが、美しい状態と醜い状態があったとき、美しい状態から醜い状態に遷移することは『醜い』と言えそうに思うけれども、しかしこの世には、美しいものが醜くなっていく『美』というのもまた存在するのである。このように、遷移先の存在の価値と、遷移先の存在へと『生成』することの価値は、かならずしも一致しない」（傍点米田）[15]。

　だから、善から悪が生成することはかならずしも悪ではないし、同様に悪から善が生成することもまたかならずしも善ではない。存在に対する善悪の価値判断と生成に対する善悪の価値判断はまったく別の次元で考えなければならないのであり、その二つを直結させてはならないのだ[16]。

　このようなことを念頭においてベネターの誕生害悪論における非存在から存在への生成を検討してみたらどうなるだろうか。ベネターは「ある人が存在しないという善の状態」から「ある人が存在するという悪の状態」は悪であると結論していたのはこれまでみてきた通りである。ここで注意が必要なのはある存在が別の存在へと生成することの善悪が問われているのではなく、あくまでも非存在から存在が生成することの善悪が問われているという点だ。ここで森岡は「私という主体」に着目する。つまり、私という主体が存在しない状態から、私という主体が存在する状態へと生成が起きることは善か悪かと問うのである。ベネターは「ある人」と一般化していたが、森岡は「私」という人称から考察する。もとよりベネターのいう「ある人」は「私」を含んでいるから、もし誕生害悪論がこの「私」のケースで成立しなければベネターの議論は崩壊することを意味する[17]。

　もちろん、ベネター的に言えば、当然、私の非存在という善から、私の存在という悪が生成することすなわち私が生まれてくることは悪という結論になるわけだが、森岡は次のように言う。「ここでもっとも重要なのは次の点である。すなわち、私が生まれてくる場合、生まれてきたことの善悪を判断すると

ころの『私という主体』それ自体が、生まれてくるという出来事によってはじめてこの世に存在するに至るという点である」[18]。

　私という主体がどこか宇宙の外側にいて、そこから見て「私が生まれてこない場合の善悪」と「私が生まれてくる場合の善悪」を判断することはできない。この論点をベネターは取り逃している。つまりベネターの反事実条件法は存在の位相では妥当しても、生成の位相では妥当しない。例えば、「もし私が存在していなければ、私はこんな苦しみに耐えなくても良かったことだろう」と言うことは可能であるが、「生まれてこなかったこと」がどういう状態なのかを、いま、ここに生成しつつ存在している私が、反事実的に想像してみることはできない。なぜなら、「もし私が生まれてこなかったならば」という反事実に正しく完遂しようとすれば、いままさにそれを遂行しようとする私の存在を消さなければならなくなるはずである[19]。

　もし私が生まれてこなかったならば、私はいまここにいるはずはないのであり、この問いを考えることすら不可能なはずだからである。したがって、「私が生まれてくること」が「私が生まれてこなかったこと」よりも「良い」のかについては、何の結論も導くことはできない。まさにニーチェが言うところの「善悪の彼岸」「生成の無垢」そのものなのである[20]。

　「しかしながら私はすでに生まれてしまっている」。いまから「生まれてこないほうが良かった」といくら嘆いたとしても、それは実現不可能であろう。だとしたら、いまからの人生のなかで、「生まれてこないほうが良かった」という自分の考え方を「生まれてきて良かった」というふうに変えていく道筋はないのだろうか[21]。3節でふれたように、ベネターの思想は、すでに始まってしまった私の〈生／物語〉までは否定していなかったはずだ。森岡はベネターの議論から反照させ誕生肯定の哲学の構築へと向かう。最後に彼の言葉を引いてみよう。

　　たとえば、もし私が「すべての人は生まれてくるべきではないし、子どもを産むべきではない」と考えていたとする。しかしそのように考えている私は、すでにこの世に生まれてきているのである。だとしたら、ほんとうならば人は生まれてくるべきではないのだが、私はすでに生まれてきてしまっているのだから、自分

が生まれてきたことについてはそれを心から肯定できるようにいまから生きてい
きたいと私が考えたとしても、それはおかしなことではないだろう[22]。

　この時代に生まれてきてしまったということ。たとえそこに"痛み"があっ
たとしても、それでも人生にイエスと言えるならば、あなたはとりもなおさ
ず、産むことと生まれることとの間にある溝をそっと照らしている。
　あなたは、光になれる。

注
1) 川上未映子『夏物語』文藝春秋、2019 年、438 頁。
2) 森岡正博『生きることの意味を問う哲学 — 森岡正博対談集』青土社、2023 年、20-21 頁、
　参考。
3) 森岡正博・蔵田伸雄編『人生の意味の哲学入門』春秋社、2023 年、129 頁。
4) ベネター , D. ／小島和男・田村宜義訳『生まれてこないほうが良かった — 存在してしま
　うことの害悪』すずさわ書店、2017 年、31-33 頁、参考。吉本陵「人類の絶滅は道徳に適う
　か？ — デイヴィッド・ベネターの『誕生害悪論』とハンス・ヨーナスの倫理思想」『現代生
　命哲学研究』3、2014 年、64-65 頁、参考。
5) 川上未映子・永井均「反出生主義は可能か — シオラン、ベネター、善百合子」『KAWADE
　ムック文藝別冊 — 川上未映子』河出書房新社、2019 年、77 頁、参考。
6) 森岡正博『生まれてこないほうが良かったのか？ — 生命の哲学へ！』筑摩書房、2020 年、
　14 頁、参考。高橋翔太『親になる罪 — 反出生主義を乗り越えて』つむぎ書房、2023 年、
　22、35-36 頁、参考。
7) ベネター , D.、前掲、39、48 頁。
8) 鈴木生郎「非対称性をめぐる攻防」『現代思想 — 反出生主義を考える』47（14）、青土社、
　2019 年、116-117 頁、参考。
9) 佐藤岳詩「ベネターの反出生主義における『良さ』と『悪さ』について」『現代思想 — 反
　出生主義を考える』47（14）、青土社、2019 年、128 頁、参考。
10) 森岡正博『生きることの意味を問う哲学 — 森岡正博対談集』、前掲、25 頁。
11) 上掲、26-27 頁。
12) 高橋翔太、前掲、158-159 頁、参考。吉本稜、前掲、65-66 頁、参考。
13) 上掲、98-99 頁。
14) 森岡正博・蔵田伸雄編、前掲、270 頁。
15) 森岡正博『生まれてこないほうが良かったのか？ — 生命の哲学へ！』、前掲、277-278 頁。

16）上掲、282 頁。

17）同上、282-283 頁。

18）同上、283 頁。

19）同上、283-285 頁。

20）同上、283-285 頁。

21）森岡正博・蔵田伸雄編、281 頁。

22）上掲、282-283 頁。

終　章

生命倫理のゆくえ

　生命倫理といっても、現在では単に医学・医療分野における問題だけを含むのではなく、一般に環境倫理として知られる分野なども含まれるようになっている。ただし、本書では、こうした広範な分野すべてを網羅するのではなく、生命倫理の出発点ともいえる医療分野を重点的に論じてきた。そのため、環境倫理的な問題はあくまで生命の倫理との関連でのみ扱っているすぎない。特に、遺伝子操作やヒトクローン作成といったバイオ技術を含む先端医療技術に代表される諸問題は共同体における各人の「善き生」という価値観の問題としてだけでなく、いかなる行為が「正しい」・「正義にかなっている」あるいは「公正な」行為なのかという哲学的・倫理学的問題、さらには政治的・政策的問題として具体的に我々に解決を迫っていることを本書で扱ってきた。

1.　医学のフロンティアは狭まったのか広がったのか

　各章でみてきたように、20世紀後半からバイオ技術などの先端医療技術が飛躍的に向上した。アメリカでは、この時期、脳死・臓器移植、人工臓器開発、体外受精、遺伝病スクリーニング（集団検査）、胎児診断、胎児治療、遺伝子治療などが、実験段階から実用段階へ移行していた。特に、出生と死に関する知識は増大し、人為的操作の可能性が拡大したが、同時に予期せぬ人権侵害の恐れなどの倫理的問題も生じてきた。例えば、第3章でもみたように、遺伝病医療に関していえば、治療の対象が胎児や新生児・受精卵にまで広がると同時に、決定の主体が当人（自律的判断が下せる成人）から代理決定者（家族等）へ移動することになる。これは、判断能力のある成人の決定を尊重するという個人主義的自由主義とは異なる生命倫理の構築を迫るものである。ま

た、逆に、第6章でみてきたように、末期がんなど重篤な疾患によって意識を失った成人の治療方針について、本人の意向が前もって書かれた文書などで確認できる場合、医療者も含めて周囲の者がその意向に従うか否かという問題も生じさせる。ACPは現在における一つの到達点とみてよいだろう。また、第9章で扱ったように、親の宗教的信念によって、未成年の子の治療における輸血拒否が認められるかどうかもこの問題群に含まれるとみてよいだろう。

　また、3.11とその後の放射線被ばくの問題や新型コロナ・パンデミックの経験から、公衆衛生の問題をもう一度考え直さなければならなくなっている。公衆衛生とは、疾病の予防を目的として集団に介入することで、感染症予防の他に健康維持・向上のための運動の推奨・喫煙や飲酒の制限の推奨なども含まれる。公衆衛生をはじめとした「予防」全般もまた生命倫理の問題として考える必要が出てきている。

　さらに、序章および第13章で論じたように、水俣病や最近のPFAS汚染は深刻な環境被害であると同時に健康被害であり、しかも、この被害が一律に人々に襲いかかるのではなく、胎児や子供・老人あるいは貧困などの理由から特定の食品を多くとらざるをえない「弱者」や特定の地域をいわばねらい撃ちするように生じることを踏まえれば、「弱者」「障がい者」を試金石として、生命倫理と環境倫理を区別することはできなくなってもいるのである。

　生命倫理には宗教的問題が伴うことが多くなるが、特にアメリカでは、保守はキリスト教教理への（原理的）回帰を主張し、リベラルは聖書から離れた価値観にも寛容になることを意味するため、深刻な葛藤・対立を生んでいるのも事実であることはすでに第2・3章を中心にみてきた。

　「患者の人権確立や医学研究を規制する概念や制度構築」の裏側には、アメリカに関していえば、そうした制度を必要とする巨大な社会的不都合、たとえば、萎縮・防衛医療、所得格差による医療サービスの不平等、Medicaidの対象とならない低所得層に必要な医療が届かないなどの問題が存在することも忘れてはならない。では、日本での不都合は何だろうか。「公平・安価・フリーアクセス」を掲げる日本の医療はWHOによって高く評価されている。日本では、倫理とは法的解釈も含めて技術的問題に還元されて扱われることが多い

が、第4章の脳死・臓器移植の問題などが典型例である。

　一般に、欧米では、法制度の柔軟性が強調されることが多い。とはいえ、危険性もある。欧米では、一般に倫理とは、何らかの倫理体系に照らして事柄の是非・善悪を論理的に突き詰めることを指す。当然、倫理はキリスト教信仰との緊張関係・共生関係にあり、生命倫理も含まれる。特に、知識は人間の生活に役立てられなくてはならないというプラグマティズムもある。有用と思われる法律はどんどん作るが、不都合が生じればその都度修正する実利主義ともいえる。また、近年注目を浴びている多文化並立（multi-cultural）社会は、電気などの近代科学技術を一切拒否して19世紀ドイツ語を使うアーミッシュ派からAI技術などの最先端技術に裏打ちされた生活にいたるまでの多様性を認めるという意味では寛容だが、同時に強制力のある社会全体としての規範は法律だけという状況でもある。このような社会的文脈においては、異なる価値観の調整と妥協を経るプロセスが埋め込まれており、これが生命倫理の議論のひな型ともなっている。

2.「事実」と「価値」について

　自然科学が明らかにするのは厳然たる「事実」であり、それ自身動かしがたいが、没価値的でもある。この事実に体系的意味を与えるのが哲学・倫理学とすれば、特定の教義に帰依することを要請するのが宗教である。第2章でもみてきたように、胎児に関する問題が生じたとき、「何が人間であるのか」「人間とは何か」という（生命体という自然に対する）意味づけは哲学や宗教が担う。カトリックの立場では、人間の発生は受精の瞬間とされている。「何が人間であるのか」という道徳的地位（moral status of fetus）をめぐる問題設定では、現代科学の観点からみると、脳（全体か、特に前頭葉にのみ注目するかはここでは無視するとして）の活動に人格性をみる、いわば〈唯脳論〉の立場に立つことになる。この考え方は、第4章でみたように、脳死論と同じ意味構造の中で発生過程をみることになり、必然的に、中枢神経系とその活性の発生に関する事実認定が決定的な意味をもつ。こうして「人間とは胎児発生論と脳

死論の中間に立ち現れる統一的機能」というキリスト教的意味づけになじむことになる。

　では、日本ではどうだろうか。日本では、欧米に一般にみられる生命誕生の点探しや死の厳密な点探しが簡単にはなじまないのは、仮に魂と肉体との二原論はキリスト教のような一神教的文化と同じだとしても、人間の生命は自然の生命の中の一部、あるいは生者と死者の区別が厳密ではなく、現世と他界が連続しているため、相互に交流可能で影響を及ぼし合うと考える伝統がまだ生きているからである。日本では生と死がいわば連続しており、死者にも生きている者の何かをみるような、生と死を包み込む自然ないし生命の流れに融合しようとする生命観がまだ力を持っているからでもある。例えば、胎児・幼児については「三つ子は神のうち（三歳まではまだこの世の人ではない、という意味。かつては新生児の生存率が低かったという事実も背景にある）」。あるいは、死者については「草葉の陰で泣いている」・「九相図絵巻」など。これらには、人間はこの世とあの世のあいだを行きつ戻りつしながらこの世に生まれ落ち、いつかまた去っていくという発想が根強く残っているとみることができる。

　これまでみてきたように、アメリカでの議論や政策・制度が手放しで理想的であるわけではない。アメリカを基準にして日本が遅れているといっても、両国の社会・文化状況は異なるのだから単純な優劣論に意味はない。もちろん、日本人の伝統的死生観も、超高齢社会化疾病構造の変化、欧米的なライフスタイルの浸透、社会の都市化と核家族化、パンデミックの経験などを経て変容してきているのも事実である。むしろ、日本という社会に住む我々にとっての生命倫理を考えることが重要であり、その意味でのみ、日本とアメリカの比較は重要なのである。

3. 先端医療技術のインパクトを倫理学はどう考えるか

　ヒトゲノム全体の解読が終了し、遺伝子操作やエンハンスメントあるいは
ヒトクローン作成などの技術が現実的なものとして議論されるようになってい
る。同時に、これらの技術がナチ時代と同じ優生学を復活させるのではないか
という危惧をもたれているのも事実である。この問題に宗教的・神学的な観念
に訴えることなく、そしていかなる具体的な共同体の「善き生の構想」にも依
拠することなく、エンハンスメント目的での胚の選別や遺伝子操作を問題にし
ているコミュニタリアニズムを提唱するM.サンデル（Michael Sandel）とコ
ミュニケーション行為論に基づく討議倫理を提唱するJ.ハーバーマス（Jürgen
Habermas）の議論を紹介して本書の締めくくりとしたい。

　まず、旧来の優生学は、人類の遺伝的組成を組織的・社会的に人工的に改
善しようとする社会運動を指し、欠陥のある遺伝子をもつ人々の生殖を禁じる
か断種することで人種差別・障がい者差別などを助長してきた。これに対し、
新たなバイオ技術に基づく優生学（リベラル優生学）とは、「遺伝子改良に伴
う利益と負担が公平に分配される限り、反対する余地はなく、さらに道徳的
に要求される事柄にすらなるかもしれない」（サンデルによる説明）という立
場を指すが、他方で国家もしくは社会による強制もありうる。なぜなら、リベ
ラル優生学の立場では、教育と同じように遺伝子改変を通じた何らかの能力増
強というエンハンスメントも、産まれてくる子・産まれた子の自律や開かれた
未来への権利を侵害するか否かだけが問題だからである。ところが、逆に、胎
児・新生児の段階でエンハンスメントすることが親や社会の責務になる可能性
もある。というのは、個人の選択を強調するリベラル優生学の観点からすれ
ば、生まれてきた子の選択ではなく、親の子どもに対する子どもの自律あるい
は開かれた将来への権利の保護・促進という義務から、国家・社会がエンハン
スメント等の措置を強制する事態を招きかねないのである。

　どのような子供を生むかという選択や胎児の遺伝的改善のために遺伝子に
介入することが、同時に、生まれてくる子の自律や開かれた将来あるいは人格

としての平等といったリベラルな原則を侵害してしまう事態を生じさせることになってしまうのではないかと議論されたのである。親によって遺伝的にプログラムされて生まれてきた人々は、自らのことを「自分自身の歴史（人生）の唯一の著者・自発的起動者」とみなすことができなくなるので、親が行った介入は自律への侵害であり、また、そうした介入は、複数の世代にわたる「自由で平等な人格相互の間の原則的には対等な関係」を破壊することになり、平等を掘り崩してしまうのである。このリベラル優生学批判には、遺伝子操作が個人の道徳的自己意識と同時に人間の類的存在としての自己理解の両方を破壊するという指摘が含まれている。また、ある人格（生まれてくる子）が他の人格（親など）の遺伝的設計に従属させられることによって、遺伝的に設計されて生まれてきた人格は、本来なら自分のことを自分の人生の著者（起動者）であると考える人格でありうるはずであったのに、また、他のすべての人間をいっさいの例外なく同等な人間とみて対応しうる人格であると理解できるはずであったのに、生まれたときから、あるいは生まれる前からすでに阻害されていると指摘しているのである（ハーバーマス）。つまり、リベラル優生学批判とは、「自律と自由で平等な人格相互の間の原則的には対等な関係」というリベラリズムの核心が破壊されると指摘しているのである。

　一方、同じリベラル優生学批判ではあるが、人間の「被贈与性 (giftedness)」という観点から批判する議論もある。この被贈与性とは、自然妊娠であれば、望み通りの子どもが生まれてこなくてもその子を受け入れるという寛大さ、子育てにおいては謙虚さが親を含めた周囲に育ち、スポーツや芸術の場面では天賦の才を周囲はまさに贈られたものとして祝福し、そうした幸運から得られた果実を様々な社会連帯の制度を通じて分け合おうとする意志などの善を本人も含めて有するようになることを意味する。この立場では、子どもの自律を損なうから問題なのではなく、「設計をおこなう親の傲慢さ、生命の神秘（偶然性）を支配しようとする親の衝動」こそ問題なのである。さらに、子どもを遺伝的に設計することで、社会から「招かれざるものへの寛容さ」が失われることになり、社会は設計外のものはすべて排除すると危惧している。この立場では、生の被贈与性に対する支配の衝動は正当化可能か、ということが問題となって

おり、謙虚さ（humility）、責任（responsibility）、連帯（solidarity）の重要さが強調される（サンデル）。

　以上、二つのリベラル優生学批判のタイプは、遺伝子操作が、自由・自律・平等といった類的存在としての人間の自己了解を変えてしまうだけでなく、生まれる前に他者の意思によってDNAや能力が決定されてしまっているという意味で、生まれてくる当人の視点も含めて、法や道徳についての近代的な理解が阻害されることで、社会的統合のための規範的な基盤そのものが侵されることを問題としているのである。

　かつて、人間は制作されることなく生まれるという事実を「生まれいずること・出生性（natality）」と呼んだ哲学者がいる。H.アーレント（Hannah Arendt）である。この出生性こそ、人間が行為の発動者たりうるための条件なのである。「生まれいずること・出生（natality）」は「始まり（beginning）」を意味し、「可死性（mortality）」とともに重要な概念である。こうした出生性への着目には、人間と世界の可死性への深い危機感、新しい者が出生とともに携えてきて何か新しいことを始める力への強い期待がある。一人の人間がこの世に生まれてくるということは、世界に一つの新しい始まりが持ち込まれることであり、また、世界は、この新しい始まりを迎え入れなければ老朽化してしまうという危機感のあらわれでもある。その意味では、教育とは、新しい始まりとしての「子ども」を守り、それを通して「世界」を老朽化から守る営みなのである。

参考文献

H.アーレント、志水速雄訳『人間の条件』筑摩書房、1994 年

J.ハーバーマス、三島憲一訳『人間将来とバイオエシックス』法政大学出版局、2004 年。

M.サンデル、林芳記・伊吹友秀訳『完全な人間を目指さなくもよい理由』ナカニシヤ出版、2010 年。

J.ロールズ、河本隆史・福間聡・神島裕子訳『正義論　改訂版』紀伊國屋書店、2010 年

執筆者紹介

朝倉　輝一（あさくら　こういち）（編著）

　1959 年生まれ

　最終学歴

　1993 年 3 月　東洋大学　大学院　文学研究科　哲学専攻博士後期課程満期退学

　学位

　2002 年 3 月　博士（乙・文）第 60 号　東洋大学【論文題目：「討議倫理学の可能性」】

　職歴

　2016 年 4 月　東洋大学法学部教授　2024 年 3 月定年退官

　2024 年 4 月　東洋大学非常勤講師

　単著

　『討議倫理学の意義と可能性』法政大学出版局（2004 年）。

　共著

　『哲学をしよう！』東洋大学編著、大成出版社、2012 年 11 月

　『沖縄で学ぶ福祉老年学』朝倉 輝一・金城一雄・國吉和子・山城寛・西尾敦史・宮本晋一・
　　　玉木千賀子・村田真弓、学文社、2009 年

　『21 世紀の人間論的課題　医療と人間』朝倉輝一・霜田求・樫則章・佐藤労・黒瀬勉、ナカ
　　　ニシヤ出版、2007 年、2011 年

　『ケアの生命倫理』朝倉輝一・平山正実編著、日本評論社 2004 年 4 月

　論文（直近 5 年）

　「新型コロナパンデミックと地域包括ケアシステム」『東洋法学』65（3）、pp.205-224、2022
　　　年 3 月

　「「自己責任」論の陥穽 ― 責任概念の再構築のために」『東洋法学』64（3）、pp.169-187、
　　　2021 年 3 月

　「エマージングウィルスの時代のために」『東洋法学』64（2）、pp.47-65、2021 年 1 月

　「老いるということ」『東洋法学』62（3）、pp.385-405 2019 年 3 月

　「地域包括ケアシステムと討議倫理 ― 自立と連帯の観点から」『現代社会研究』（15），pp.5-
　　　13 2018 年 3 月

　翻訳・共訳

　J.ハーバーマス『討議倫理』朝倉輝一・清水多吉、法政大学出版局（2007 年）

　J.ハーバーマス『史的唯物論の再構成』朝倉輝一・清水多吉、法政大学出版局（2000 年）

単独訳

C.ウォント・A.クリモウスキィ『FOR BEGINNERS カント』朝倉輝一、現代書館、1999
年6月

D.リーダー・J.グローブス『FOR BEGINNERS ラカン』朝倉輝一、現代書館、1997年11
月

小館　貴幸（こだて　たかゆき）

1972年埼玉県生まれ。

立正大学大学院文学研究科哲学専攻博士後期課程単位取得満期退学

立正大学人文科学研究所研究員。介護福祉士（主に難病・ターミナルケア）。

立正大学、早稲田大学、明治大学、法政大学、湘南医療大学ほか非常勤講師。

著書に、『シリーズ・保育の基礎を学ぶ②　実践に活かす子ども家庭福祉』（共著、ミネル
ヴァ書房、2021年）、『シリーズ・保育の基礎を学ぶ①　実践に活かす社会福祉』（共著、ミ
ネルヴァ書房、2020年）、『サイエンスとアートとして考える生と死のケア — 第21回日本
臨床死生学会大会の記録』（共著、エム・シー・ミューズ、2017年）、『ケアの始まる場所
— 哲学・倫理学・社会学・教育学からの11章』（共著、ナカニシヤ出版、2015年）、『死ぬ
意味と生きる意味 — 難病の現場から見る終末期医療と命のあり方』（共著、上智大学出版、
2013年）など。

近藤　弘美（こんどう　ひろみ）

1981年埼玉県生まれ。

お茶の水女子大学大学院人間文化創成科学研究科比較社会文化学専攻単位取得満期退学

東京農工大学、東京薬科大学、清和大学ほか非常勤講師。

「AI、デジタル化社会における生殖補助医療技術の発展と倫理的問題」（『総合人間学16』）

米田　祐介（まいた　ゆうすけ）

1980年青森県生まれ。

立正大学大学院文学研究科哲学専攻博士後期課程単位取得満期退学

東洋大学・立正大学・東京電機大学・湘南医療大学ほか非常勤講師。

著書に『ケアの始まる場所 — 哲学・倫理学・社会学・教育学からの11章』（共著、ナカニ
シヤ出版、2015年）、『歴史知と近代の光景』（共著、社会評論社、2014年）、『日本海沿いの
町 直江津往還 — 文学と近代からみた頸城野』（共著、同、2013年）、『現代文明の哲学的考察』
（共著、同、2010年）、『マルクスの構想力 — 疎外論の射程』（共著、同、2010年）など。

なぜ生命倫理なのか
― 生と死をめぐる現代社会の見取図 ―

2024 年 4 月 23 日　初版第 1 刷発行

■編 著 者 —— 朝倉輝一
■発 行 者 —— 佐藤　守
■発 行 所 —— 株式会社 大学教育出版
　　　　　　　〒 700-0953　岡山市南区西市 855-4
　　　　　　　電話 (086) 244-1268 代　FAX (086) 246-0294
■印刷製本 —— モリモト印刷㈱
■Ｄ Ｔ Ｐ —— 林　雅子

ISBN978-4-86692-294-2